Pilates

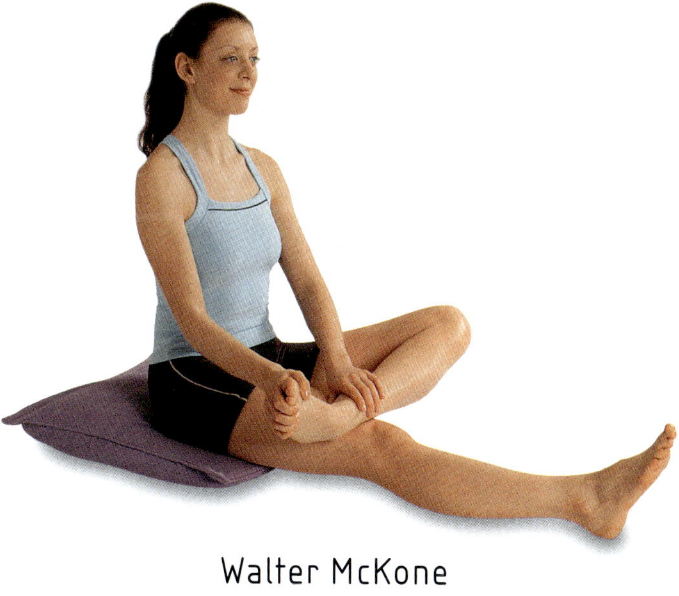

Walter McKone

Parragon

Bath • New York • Singapore • Hong Kong • Cologne • Delhi
Melbourne • Amsterdam • Johannesburg • Auckland • Shenzhen

Parragon Books Ltd
Queen Street House
4 Queen Street
Bath BA1 1HE, UK

Der Verlag dankt The Pier, 200 Tottenham Court Road, London W1P 0AD, für die Requisiten.

Realisation der deutschen Ausgabe:
trans texas publishing, Köln
Übersetzung: Susanne Schmidt-Wussow, Berlin;
I. B. Thiele, Köln
Satz und Lektorat: Regine Ermert, Köln
ISBN 978-1-4454-1304-4
Printed in China

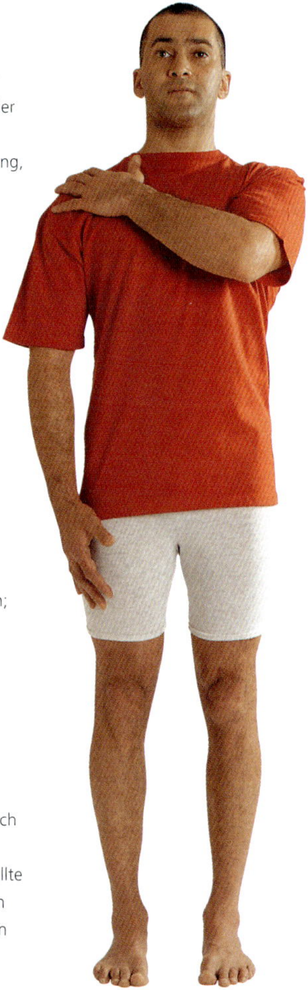

Hinweis

Die Informationen in diesem Buch verstehen sich nicht als Ersatz für den Rat eines Arztes. Wer krank ist oder ärztliche Betreuung benötigt, sollte nicht mit den im Buch beschriebenen Übungen beginnen, bevor er den Rat eines fachkundigen Arztes oder Therapeuten eingeholt hat.

INHALT

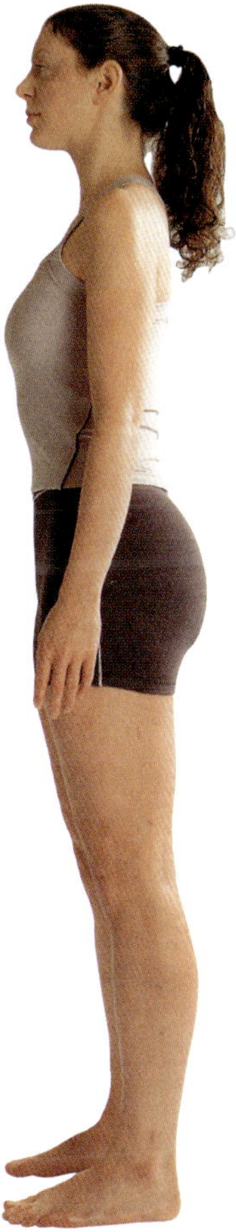

EINLEITUNG

Die im frühen 20. Jahrhundert entwickelte Pilates-Methode erfreut sich heute zunehmender Beliebtheit, da sie ein sanfter, aber zugleich sehr effektiver Weg ist, unser natürliches Potenzial an Kraft, Elastizität und Ausdauer optimal zu entfalten. Sie kann auch Ihnen zu mehr Kraft und Beweglichkeit, zu einer besseren Haltung und allgemeinem Wohlbefinden verhelfen.

Die Pilates-Übungen, ob als einstündige oder zehnminütige Trainingseinheiten absolviert, kombinieren die Arbeit an wichtigen Muskelgruppen mit fließenden Bewegungen, einer kraftvollen, zentrierten Haltung, bewusster Atmung und geistiger Konzentration. Entwickelt wurde das System von dem Deutschen Joseph H. Pilates. Pilates war als Kind kränklich, doch gelang es ihm, seine Gesundheit und Konstitution durch körperliches Training erheblich zu verbessern. 1912 wanderte Pilates nach England aus, wo er sich als Boxer regelrecht durchschlug. Nach Ausbruch des Ersten Weltkriegs wurde er als Immigrant auf der Isle of Wight interniert. Dort brachte er anderen Internierten bei, ihre körperliche Fitness zu steigern. Aus den Federn eines Krankenbetts baute er sein erstes Trainingsgerät, an dem auch

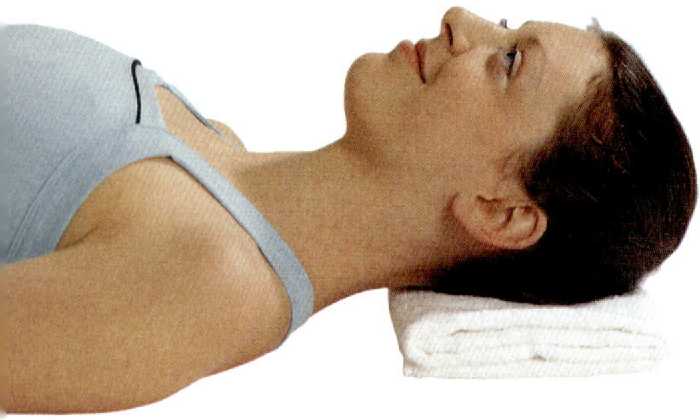

Auch wenn sich manche Übungen in diesem Buch von Pilates' Originalübungen unterscheiden, beruhen sie alle auf seinen Grundprinzipien der geistigen Konzentration sowie der Entspannung und Stabilisierung des Körpers beim Training.

bettlägerige Patienten trainieren konnten. Er stellte fest, dass Patienten mit Wirbelsäulenverletzungen sich durch das Training mit seinen Geräten schneller erholten. So begann seine lebenslange Beschäftigung mit dem Rehabilitationstraining.

Pilates-Training

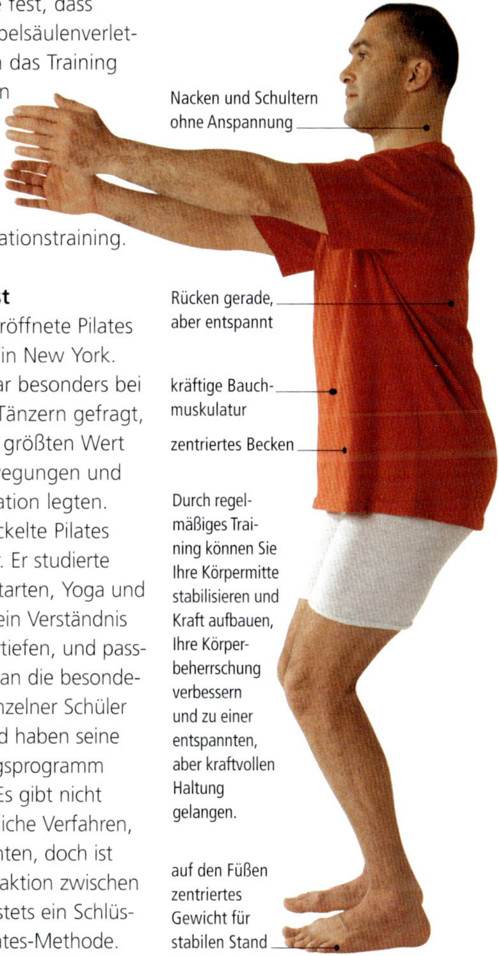

Körper und Geist

Nach dem Krieg eröffnete Pilates ein Fitness-Studio in New York. Sein Unterricht war besonders bei Tänzerinnen und Tänzern gefragt, die ebenso wie er größten Wert auf fließende Bewegungen und geistige Konzentration legten. Lebenslang entwickelte Pilates sein System weiter. Er studierte verschiedene Sportarten, Yoga und die Tierwelt, um sein Verständnis des Körpers zu vertiefen, und passte seine Übungen an die besonderen Bedürfnisse einzelner Schüler an. Seit seinem Tod haben seine Schüler das Übungsprogramm weiterentwickelt. Es gibt nicht das einzig verbindliche Verfahren, Pilates zu unterrichten, doch ist die bewusste Interaktion zwischen Körper und Geist stets ein Schlüsselelement der Pilates-Methode.

TRAINING NACH DIESEM BUCH

Die hier beschriebene Pilates-Trainingsmethode ist für fast jeden geeignet, ganz gleich, ob Jung oder Alt. Da die Übungen sanft und die Trainingsabschnitte kurz sind, ist die Körperbelastung minimal, wodurch das Verletzungsrisiko bei und nach dem Training sehr gering ist. Die Pilates-Bewegungen regen durch ihre Tiefenwirkung Muskelentwicklung und Durchblutung an.

Weil Sie bei Pilates ohnehin langsam und im eigenen Rhythmus arbeiten sollen, kann fast jeder nach Pilates trainieren. Die meisten fangen mit einfachen Übungen an und steigern sich je nach Kondition und Können allmählich zu fortgeschrittenen Techniken. Selbst wenn Sie keine 10 Minuten Trainingszeit übrig haben, können Sie die Pilates-Methode in Ihre Alltagsaktivitäten und andere Trainingsformen integrieren.

Die Übungen in diesem Buch sind relativ einfach und dazu gedacht, verhältnismäßig gesunden Menschen einen Einstieg in Pilates zu bieten. Richtig und regelmäßig durchgeführt, können diese Übungen Ihr körperliches und geistiges Wohl auf verschiedene Weise verbessern. So führen z. B. lange Schreibtätigkeit, Computerarbeit oder Autofahrten leicht zu Muskelermüdung, was der Haltung schadet. Die Übungen kräftigen Muskeln und Gewebe, um Ihnen mehr Unterstützung und Stabilität zu geben.

Die Arbeit mit diesem Buch

Wir empfehlen Ihnen, das Buch erst durchzulesen, bevor Sie die Übungen ausprobieren. So können Sie die Grundlagen von Pilates und wichtige Sicherheitsaspekte richtig verstehen und die Übungen korrekt ausführen.

Machen Sie pro Trainingseinheit immer nur wenige Übungen, um sich die Pilates-Methode langsam und systematisch anzueignen. Wenn Sie zu viele Übungen auf einmal ausprobieren, lassen Konzentration und Wirkung nach. Ideal wären je 10 Minuten Training morgens und abends; wenn das nicht möglich ist, sollten Sie wenigstens 2- oder 3-mal pro Woche Pilates-Übungen machen.

Dieses Buch ersetzt nicht den Unterricht bei einem kompetenten Pilates-Trainer, der Ihnen hilft, die Grundprinzipien noch besser zu verstehen.

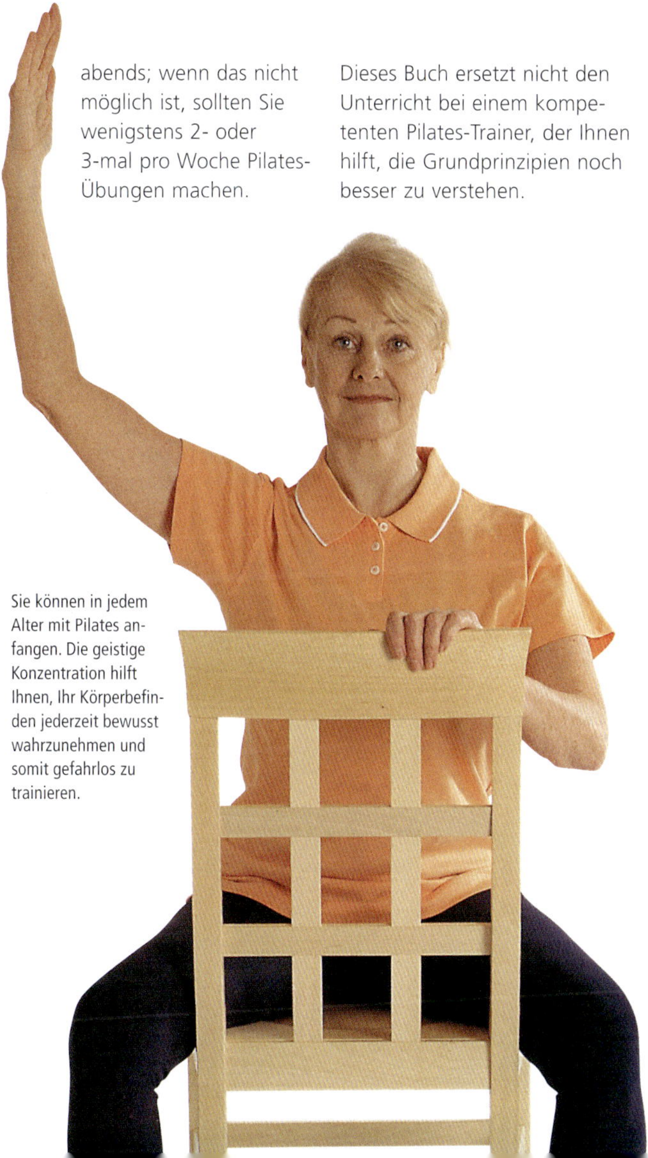

Sie können in jedem Alter mit Pilates anfangen. Die geistige Konzentration hilft Ihnen, Ihr Körperbefinden jederzeit bewusst wahrzunehmen und somit gefahrlos zu trainieren.

TÄGLICH 10 MINUTEN PILATES

Bessere Beweglichkeit	Pilates hilft Ihnen, geschmeidiger zu werden, was wiederum Ihre Beweglichkeit und die Abfederung Ihres Körpers verbessert. Mit der Zeit werden Ihre Bewegungsabläufe fließender: Sie bewegen sich müheloser und anmutiger.
Mehr Kraft	Ihre Kraft nimmt in dem Maße zu, in dem sich die Straffheit Ihrer Muskeln und die Beweglichkeit Ihrer Gelenke verbessern.
Gesteigerter Muskeltonus	Die Pilates-Dehnübungen verbessern den Muskeltonus (die Grundspannung), ohne übermäßigen Muskelzuwachs anzuregen. Ein guter Tonus garantiert Ihrem Körper jederzeit strukturelle Unterstützung – auch in Ruhe.
Verbesserte Durchblutung	Die Koordination langsamer Bewegungen mit der Atmung verbessert die Durchblutung einzelner Körperzonen. Einige Übungen sind speziell darauf ausgerichtet, die Durchblutung bestimmter Körperbereiche zu verbessern. Dies kommt dem gesunden Befinden insgesamt zugute.
Tiefere, effizientere Atmung	Ein zentrales Element von Pilates ist die Verbesserung Ihrer Atemtechnik. Das steigert die Sauerstoffzufuhr und hilft, Kohlendioxid-Ansammlungen aus Ihren Muskeln auszuschwemmen.

Bessere Sauerstoffversorgung des Bluts	Durch die verbesserte Atmung wird der Sauerstoff vom Blut effizienter in alle Körpersysteme transportiert. Dadurch können die Muskeln effektiver arbeiten, was der Ausdauer wie auch der dauerhaften Gesunderhaltung der Muskulatur zugutekommt.
Stressabbau	Der Stressabbau gehört zu den Hauptwirkungen von Pilates. Muskelverspannungen verstärken den Stress, während Dehnung mit Tiefenatmung die Entspannung fördert.
Bessere Verdauung	Magen und Därme sind Muskeln. Pilates hilft, diese Muskeln zu kräftigen und zu entspannen, um ihre optimale Funktion zu gewährleisten. Dadurch werden wiederum die Verdauungsprozesse verbessert. Da Pilates Stress abbaut, wirkt es auch positiv gegen erhöhte Magensäureproduktion und senkt so das Risiko von Magengeschwüren und sonstigen Magenbeschwerden.
Schönere Haut	Durch die bessere Durchblutung kann der Körper Stoffwechselprodukte besser ausscheiden. So kann das Pilates-Training auch Hautunreinheiten vorbeugen.
Schlankere Taille, flacherer Bauch, strafferer Po und Oberschenkel	Die stetigen, kontrollierten Pilates-Bewegungen trainieren die Muskeln langsam und gründlich und verbessern so den Muskeltonus. Effizienter arbeitende Muskeln verbrennen das Körperfett schneller, insbesondere im Bereich von Taille und Hüften.
Stärkung des Immunsystems	Ein kräftiger, entspannter Körper fördert die Leistungsfähigkeit des Immunsystems, da die Zirkulation der Lymphe (Flüssigkeit, die weiße Blutkörperchen enthält) durch Muskeltätigkeit angeregt wird. Auch die verbesserte Durchblutung trägt zu diesem Effekt bei.

1 Vorbereitung

Dieses Buch gibt Ihnen die Möglichkeit, Ihre Fitness selbst in die Hand zu nehmen und für sich zu entscheiden, wann und wo Sie trainieren. Da Sie keinen Trainer haben, der Sie dabei anleitet, liegt auch die Verantwortung für Ihre Sicherheit ganz bei Ihnen.

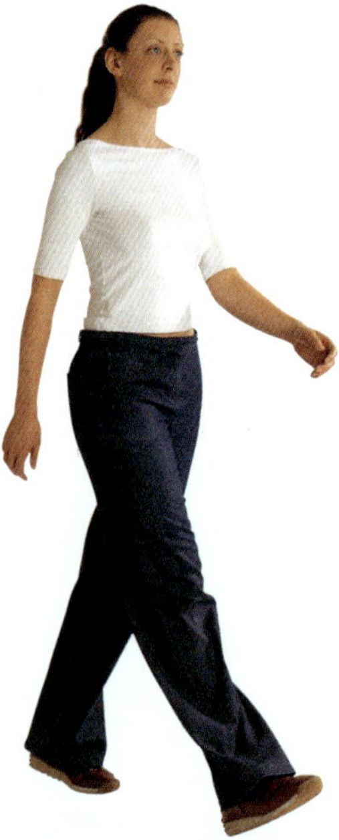

Auch wenn Sie nur relativ kurze, zehnminütige Pilates-Sitzungen planen, ist es wichtig, vor dem Start über folgende Aspekte nachzudenken:

- die Trainingsumgebung
- Alter und Gesundheitszustand
- eine etwaige Schwangerschaft
- leichtere Erkrankungen
- die richtige Trainingsweise

Wenn Ihnen kalt ist, erhöht sich das Verletzungsrisiko. Deshalb müssen Sie sich vor dem Pilates-Training unbedingt gut aufwärmen, z. B. indem Sie ein paar Minuten auf der Stelle gehen. Wenn Sie noch Hausarbeit zu erledigen haben, führen Sie diese energisch aus, um Ihren Kreislauf in Schwung zu bringen!

WARNUNG

Die Übungen in diesem Buch sind für Gesunde konzipiert. Wenn Sie Zweifel an Ihrem Gesundheitszustand haben, holen Sie bitte ärztlichen Rat ein. Der Verlag und die Autoren haften nicht für kurz- oder langfristig auftretende Gesundheitsschäden.

Umgebung

Die unmittelbare Umgebung wird als Faktor, der den Trainingserfolg fördern oder beeinträchtigen kann, oft vernachlässigt. Der Trainingsbereich sollte warm genug sein, damit sich Ihr Körper nicht vor Kälte verspannt. Sie sollten aber auch nicht in direkter Sonne – weder draußen noch drinnen vor einem Fenster – oder direkt neben einem Heizkörper trainieren, der Ihren Körper künstlich aufheizt. Achten Sie darauf, dass Ihr Trainingsbereich gut belüftet, aber frei von Zugluft ist.

Sie brauchen keine speziellen Geräte, nur einen gemütlichen Bereich, in dem Sie sich frei bewegen können. Trainieren Sie auf einer Matte, einem Teppich oder einem gefalteten Badetuch, um sich warm zu halten.

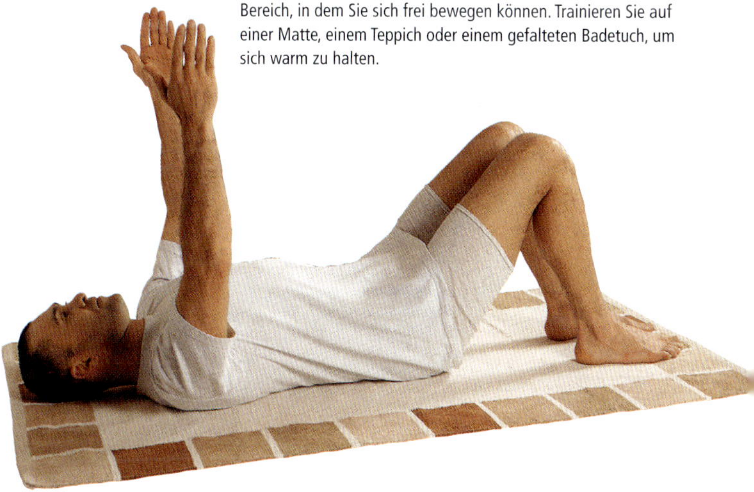

Alter und Gesundheitszustand

Wenn Sie eine der folgenden Fragen mit „Ja" beantworten, sollten Sie unbedingt den Rat eines Arztes oder eines ausgebildeten Pilates-Trainers einholen, bevor Sie mit dem Training beginnen:

- Sind Sie sehr jung oder sehr alt? – Generell ist Pilates für jedes Alter geeignet, aber sehr junge oder alte Menschen sollten auf Nummer sicher gehen.
- Leiden Sie an Diabetes?
- Hatten Sie schon einmal Herz- oder Lungenprobleme?
- Nehmen Sie Medikamente, die ein Trainingsrisiko bedeuten könnten?
- Nach den Wechseljahren: Haben Sie Beschwerden, die auf eine zu geringe Knochendichte hinweisen könnten?
- Leiden Sie an Entzündungen oder Schwellungen der Muskeln und/oder Gelenke?
- Leiden Sie an Krankheiten oder Verletzungen, die Ihre Muskeln und/oder Gelenke instabil machen, z. B. Arthritis, Bänderrisse oder Verrenkungen?
- Leiden Sie an Menstruationsschmerzen?

Generell sollten Sie keine Pilates-Übungen ausführen, wenn Sie an ernsten Menstruationsbeschwerden, wie Rücken- oder Kopfschmerzen oder allgemeiner Schwäche, leiden. Dies sind keine absoluten Ausschlussfaktoren, aber Sie sollten auf sämtliche Übungen verzichten, die die Beschwerden verschlimmern könnten.

Schwangerschaft

Schwangerschaft ist keine Krankheit. Solange Sie sich wohlfühlen, sich problemlos bewegen können und der Bauch nicht stört, gibt es keinen Grund, mit dem Training aufzuhören oder nicht damit anzufangen. Im Zweifelsfall sollten Sie vor Trainingsbeginn einen Arzt konsultieren.

Leichtere Erkrankungen

Diese sind keinesfalls mit Pilates zu bekämpfen. Vorsicht besonders bei viralen Atemwegs-, Hals-, Grippe- und Drüseninfektionen, welche die Muskulatur in Mitleidenschaft ziehen. Die letzten Symptome sollten mindestens zwei Wochen zurückliegen.

SICHERES TRAINING

Nehmen Sie sich beim und nach dem Pilates-Training etwas Zeit, um zu kontrollieren, wie Sie sich fühlen. So ist sichergestellt, dass Sie auf die Bedürfnisse Ihres Körpers achten und Ihr Trainingsprogramm sowohl effektiv als auch sicher ist. Außerdem verbessern Sie so Ihr Körperbewusstsein – ein wichtiger Aspekt von Pilates. Und noch ein Rat: Überfordern Sie Ihren Körper nicht!

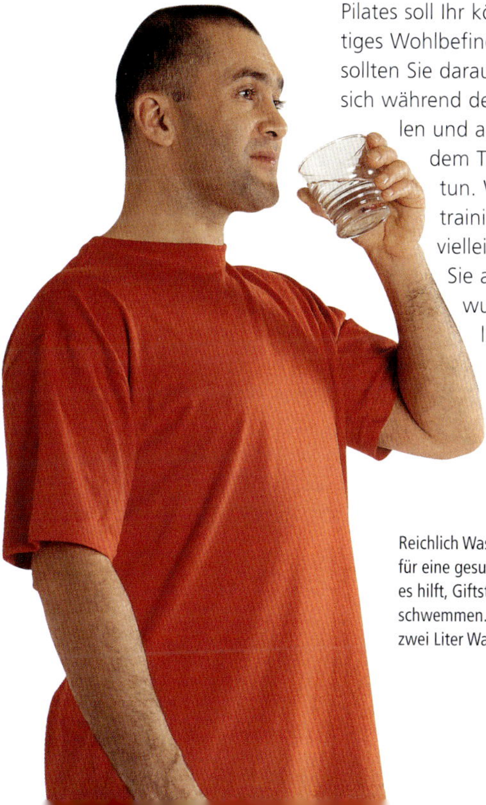

Pilates soll Ihr körperliches und geistiges Wohlbefinden steigern; deshalb sollten Sie darauf achten, dass Sie sich während des Trainings wohlfühlen und auch vor und nach dem Training etwas für sich tun. Wenn Sie regelmäßig trainieren, werden Sie vielleicht feststellen, dass Sie anfangen, Körperbewusstsein und körperliche Aktivität auch in Ihren Alltag zu integrieren.

Reichlich Wasser zu trinken ist wichtig für eine gesunde Lebensführung, weil es hilft, Giftstoffe aus dem Körper zu schwemmen. Trinken Sie mindestens zwei Liter Wasser am Tag.

Richtige Trainingsweise

Diese gliedert sich in:

- Trainingsvorbereitung und Alltagsaktivitäten
- Training
- Verhalten nach dem Training

Vor dem Training

- Sorgen Sie generell für ausreichende Flüssigkeitszufuhr, indem Sie am Tag mindestens zwei Liter Wasser langsam trinken. Trinken Sie aber unmittelbar vor dem Pilates-Training keine größeren Mengen.
- Trainieren Sie nicht in angespanntem Zustand. Versuchen Sie die körperliche Anspannung durch Gehen auf der Stelle zu lösen, bevor Sie mit dem Training beginnen.
- Wenn Ihnen kalt ist, gehen Sie eine Weile auf der Stelle, um sich aufzuwärmen.
- Wärmen Sie sich vor dem Training nicht künstlich auf, z. B. durch eine heiße Dusche oder indem Sie sich vor die Heizung setzen. Hierdurch kann das Verletzungsrisiko erhöht werden.
- Räumen Sie Ihren Trainingsbereich frei und achten Sie darauf, dass Sie genug Platz haben, um sich bei den Übungen in jede Richtung ausstrecken zu können, ohne irgendwo anzustoßen.
- Sorgen Sie für eine warme Unterlage – trainieren Sie auf einem Teppich, einer Matte oder einem gefalteten Badetuch.

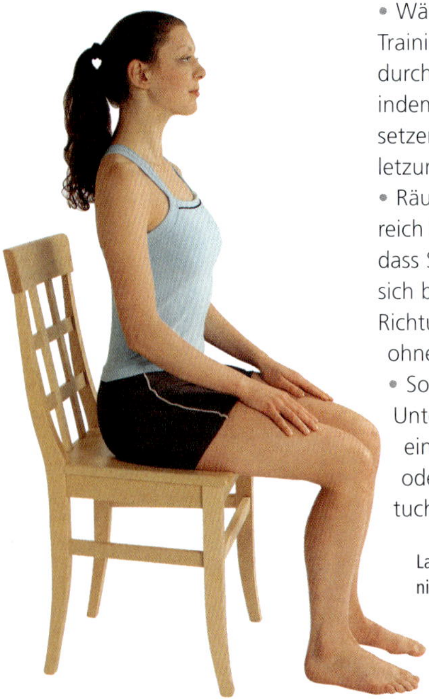

Lassen Sie sich von der kurzen Trainingsdauer nicht dazu verleiten, die Übungen hastig zu absolvieren. Hören Sie auf Ihren Körper und versuchen Sie nicht, zu viel zu schnell zu erreichen.

Beim Training

- Gehen Sie Ihre 10 Minuten langsam und bedächtig an. Trainieren Sie nicht zu schnell und absolvieren Sie nicht zu viele Übungen pro Sitzung.
- Bedenken Sie, dass die Belastung Ihres Körpers während des Trainings etwas zunimmt. Damit sich diese Veränderungen positiv auswirken, dürfen Sie sich nicht überfordern.
- Bei scheinbar leichten Übungen spüren Sie die Nachwirkungen womöglich erst ein oder zwei Tage später. Lassen Sie sich eine Woche Zeit, bevor Sie solche Übungen wiederholen, damit Ihr Körper sich entsprechend anpassen kann.

Nach dem Training

- Setzen Sie sich nach dem Training nicht einfach hin, sondern bleiben Sie noch etwas in Bewegung. Gehen Sie zu einer leichten Aktivität über, z. B. indem Sie sich duschen oder umziehen.
- Wenn Sie Ihr Training abends absolvieren, gehen Sie danach nicht gleich ins Bett.

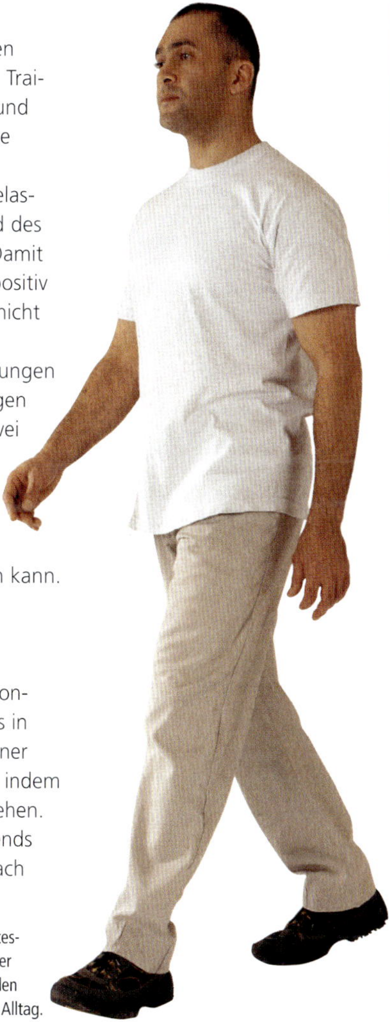

Ein kurzer Spaziergang nach dem Pilates-Training – vielleicht zum Einkaufen oder zur Bushaltestelle – erleichtert Ihnen den reibungslosen Übergang zurück in den Alltag.

2 Wie funktioniert Pilates?

Die Pilates-Methode ist dafür bekannt, dass sie erfolgreich helfen kann, den menschlichen Körper zu modellieren und in seine optimale Form zu bringen. Dies erreicht sie, indem sie als besonders effiziente Form des Körpertrainings auf verschiedene Körpersysteme einwirkt, u. a. auf das Nervensystem, die Muskulatur, die Faszien (Bindegewebe) und das Knochengerüst.

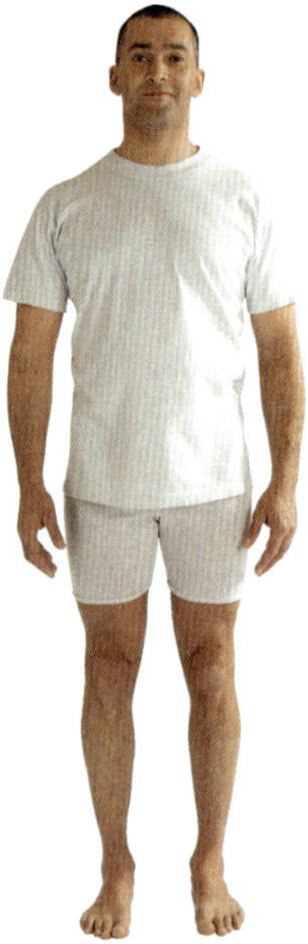

Die vier Hauptbereiche des Körpers, auf die Pilates aktiv einwirkt, sind:

- das Nervensystem
- die Muskulatur
- die Faszien (Bindegewebe)
- das Knochengerüst

Das Nervensystem

Das Nervensystem ist von zentraler Bedeutung für die Steuerung und Koordination unserer Bewegungen. Es gliedert sich in das Zentralnervensystem, das aus Gehirn und Rückenmark besteht,

Durch die Integration der Pilates-Grundelemente in Ihr Training regen Sie Ihren Körper dazu an, seine natürliche Ausrichtung zu finden.

und das periphere Nervensystem, das den ganzen Körper durchzieht. Die peripheren Nerven leiten Signale des Zentralnervensystems an den Körper weiter und übermitteln Signale und „Rückmeldungen“ (Feedback) der äußeren Körperbereiche an das zentrale System. Pilates verhilft Ihnen zu einer besseren Wahrnehmung des Nervensystems und zu einem gesteigerten Bewusstsein dafür, in welchem Zustand sich Ihre Gliedmaßen, Muskeln und Organe befinden. Das hilft, die Balance zwischen Anspannung und Entspannung zu finden – ein Grundpfeiler des Pilates-Trainings.

Die Muskulatur

Die richtige und effektive Muskelkontraktion geht von einem Zustand der Entspannung aus. Indem Sie diesen vor der Bewegung herstellen, gewinnen Sie mehr Kraft und Kontrolle. Zugleich vermindern sich die Belastung der Gelenke und das Verletzungsrisiko. Eine entspanntere und kräftigere Muskulatur stabilisiert Sie, sorgt für effizientere Fettverbrennung und damit für einen straffen Körper. Die Muskelkontraktion geht von drei Zuständen aus:

- von optimaler Entspannung
- von Verspannung
- von Überdehnung

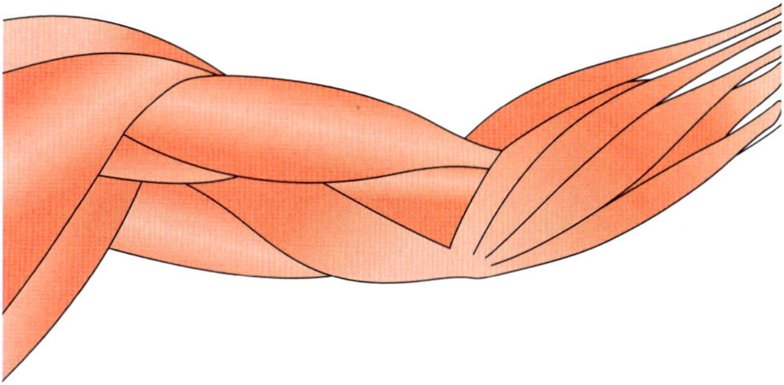

Pilates hilft Ihnen, den Bewegungsablauf Ihrer Muskulatur effektiver zu gestalten. Wenn Ihre Muskeln dauernd angespannt oder schlaff sind, kann dies einige Zeit dauern. Doch je öfter Sie Ihre Muskeln in den optimalen Entspannungszustand bringen, desto wohler fühlen Sie sich.

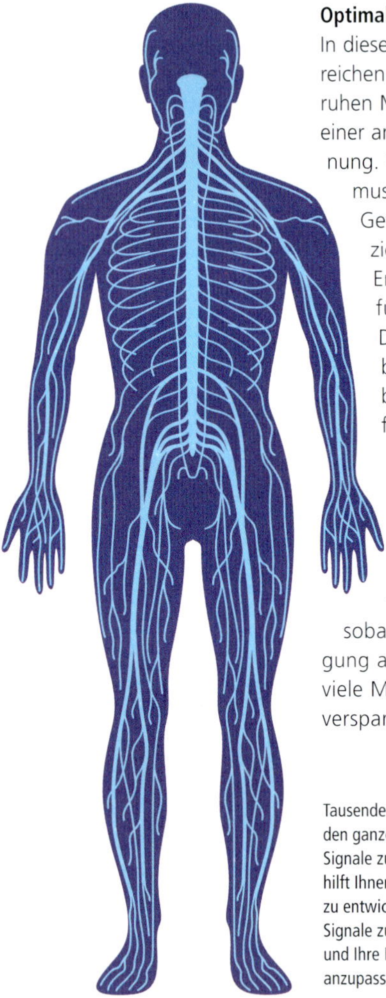

Optimale Entspannung

In diesem Zustand, den zu erreichen das Ziel von Pilates ist, ruhen Muskeln und Sehnen in einer angenehmen Grundspannung. Um Fett abzubauen, muss Ihr Fett verbrennendes Gewebe (Muskulatur) effizient arbeiten. Optimale Entspannung sorgt auch für effiziente Bewegungen. Dies kann man bei Tieren beobachten, deren Laufbewegung entspannt und fließend ist.

Verspannung

Dazu kommt es, wenn sich Muskeln und Sehnen nicht wieder entspannen, sobald Sie mit einer Bewegung aufhören. So haben z. B. viele Menschen permanent verspannte Schultern, die sich

Tausende von Nerven durchziehen den ganzen Körper und transportieren Signale zum und vom Gehirn. Pilates hilft Ihnen, ein besseres Körpergefühl zu entwickeln, d. h., besser auf diese Signale zu achten und Ihre Haltung und Ihre Bewegungen entsprechend anzupassen.

Aus der Kombination von Entspannungsposition mit Atmung und Stabilisierung entsteht eine gute Grundlage für alle weiteren Übungen und für die Körperhaltung allgemein.

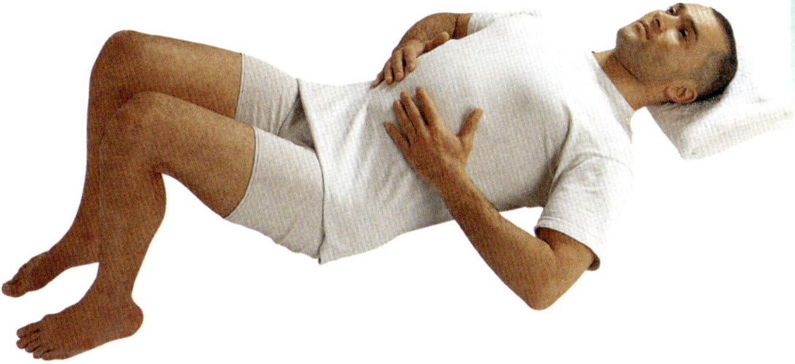

nicht mehr richtig lockern lassen. Ein verspannter Muskel zieht das Gelenk in Richtung der Kontraktion. So gehen Sie bei einer Bewegung nicht vom Neutralzustand aus, wodurch Sie an Kraft verlieren. Wenn man sich ständig aus einer Verspannung heraus bewegt, kann das den Gelenkverschleiß deutlich erhöhen. Bei verspannter Rückenmuskulatur steigt das Verletzungsrisiko und die zentrale Stabilität ist gestört.

Überdehnung

Überdehnte Muskeln rund um ein Gelenk führen zu Instabilität. Bei schwachem Muskeltonus sind die Reflexe verlangsamt; das Verletzungsrisiko nimmt zu. Wiederholte Zerrungen und Verstauchungen, vor allem im Rücken, in Knien und Schultern, sind nicht selten auf ein solches Grundproblem zurückzuführen. Außerdem eignen sich überdehnte Muskeln nicht zur effektiven Fettverbrennung.

FASZIEN UND KNOCHENGERÜST

Regelmäßige Pilates-Übungen helfen Ihnen dabei, sowohl über die Muskeln als auch über die Faszien (Bindegewebe) eine stabile Unterstützung für das Knochengerüst aufzubauen. Zusammen verbessern diese Komponenten Körperhaltung und Ausrichtung und damit die Art, wie Sie sich bewegen. Da ungünstige Körperhaltungen jedoch meist über Jahre hinweg entstanden sind, braucht es Zeit, um sie zu korrigieren.

Ein leistungsfähiges Muskelsystem erhöht die Kraft und stützt den Körper. Es ist jedoch ebenso wichtig, dem Körper über das Knochengerüst und die Faszien Halt zu geben; beide Systeme werden durch Pilates gekräftigt.

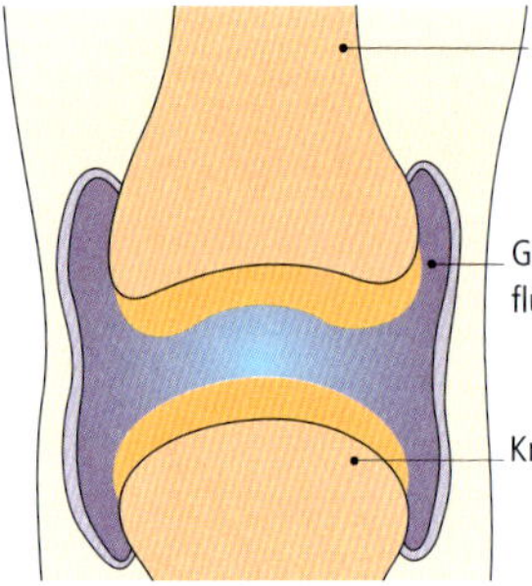

Das Bindegewebe

Faszien sind im Wesentlichen Hüllgewebe. Zusammen mit Muskeln, Sehnen und Bändern sorgen sie im ganzen Körper für Stabilität und Halt. Anders als die anderen Weichgewebe werden sie nicht in getrennte Teile gegliedert. Stellen Sie sich den Körper als Haus vor: In jedem Zimmer befindet sich ein Muskel mit der dazugehörigen Sehne, außerdem ein Gelenk, das von zwei Knochen gebildet wird und von einem Band umgeben ist. Die Knochen führen aus dem Zimmer und bilden Gelenke in anderen Räumen, ebenfalls umhüllt von Bändern, Muskeln und Sehnen. Die Faszien bilden die Wände, Böden und Decken des Hauses und verbinden so alle Räume miteinander. Ohne

Das Knochengerüst

Pilates-Übungen helfen, Knochen über Knochen und Gelenk über Gelenk auszurichten und so das Knochengerüst in seine natürliche Ausrichtung zurückzubringen (rechts). Gleichzeitig bewegt es sanft die Gelenke und aktiviert die schützende Gelenksflüssigkeit, die Knochen und Knorpel umspült (links).

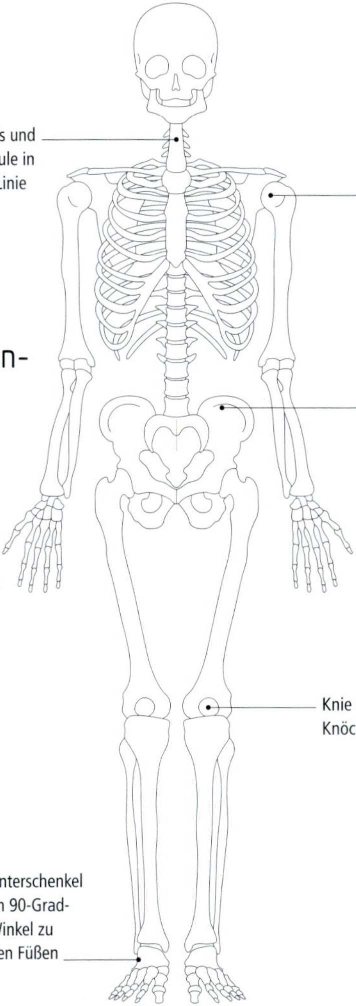

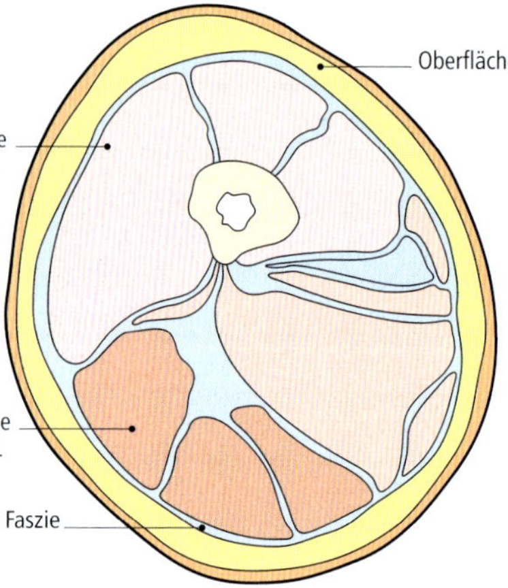

Hier ist dargestellt, wie der Knochen (in diesem Fall der Oberschenkelknochen) von Muskellogen (Kompartimenten) und einer Faszienschicht direkt unter der Haut umgeben ist. Die Faszien geben dem Gelenk Schutz und Stabilität und werden durch regelmäßige Pilates-Übungen nach und nach gestärkt.

die Faszien hätten Muskeln, Sehnen, Gelenke und Knochen nicht genügend Stabilität für die Bewegung. Pilates-Übungen verbessern den Tonus der Faszien, wenn auch sehr langsam. Mit der Zeit leisten sie also ihren eigenen tief greifenden und nachhaltigen Beitrag zur zentralen Stabilität des Körpers.

Das Knochengerüst

Das Knochen-Gelenk-System ist in die Muskeln, Sehnen und Faszien eingebettet. Es bildet einen zentralen Angelpunkt für die Kontraktion und Steuerung dieser drei Weichgewebearten, die die Knochen und ihre Gelenke ihrerseits stärken, indem sie die Hauptstabilisatoren der Gelenke stützen, nämlich die Bänder.

Die Stärke des Knochengerüsts (Knochen und Gelenke) wird durch die Aktivität von Muskeln, Sehnen und Faszien gesteuert. Der Pilates-Ansatz erkennt dies ebenso an wie die Rolle der Knochen und Gelenke im Kampf gegen die Schwerkraft, der mit zunehmendem Alter immer schwieriger wird. Mit dem Pilates-Ansatz lässt sich das Knochengerüst neu ausrichten und das Risiko einer frühen Osteoporose verringern.

3 Haltung und Körpertyp

Die Körperhaltung ist Ausgangspunkt aller Bewegungen. Bei angespannter Haltung ist jede Bewegung ineffizient; die Folge sind Müdigkeit, Schwäche, Muskel- und Gelenkschmerzen. Daher beginnt jede Pilates-Übung damit, dass Sie eine gute Haltung einnehmen und sich in ihr entspannen. Das Ziel ist, dass Sie diese gesunde Haltung auch in Ihrem Alltag einnehmen.

Ihre Körperhaltung ist die Art, wie Sie stehen, sitzen oder liegen. Sie sollten sich in jeder Haltung entspannen können, dabei jedoch einen guten Muskeltonus bewahren. Wenn Sie beim Entspannen zusammensacken, ist das ein Zeichen dafür, dass Sie an Ihrer Körperstabilität arbeiten müssen, z. B. durch Pilates-Training.

Gute Haltung

Sie können Ihre Stehhaltung kontrollieren, indem Sie sich vor den Spiegel stellen und Ihren Körper von oben bis unten mustern. Zeichen einer guten Haltung sind:

- Ohrläppchen auf gleicher Höhe
- Schultern auf gleicher Höhe
- gleiche Abstände zwischen Ohren und Schultern
- gleiche Abstände zwischen Armen und Rumpf
- Hüften auf gleicher Höhe
- Kniescheiben auf gleicher Höhe
- gleiche Form und Kontur der Wadenmuskeln
- gleiche Wölbung der Füße

Überprüfen Sie Ihre Haltung

Lassen Sie sich im Profil fotografieren, um Ihre Haltung in Seitenansicht zu kontrollieren. Eine durch Ihre Körpermitte gezogene Linie verläuft bei optimaler Haltung durch die hier gezeigten Körperpunkte.

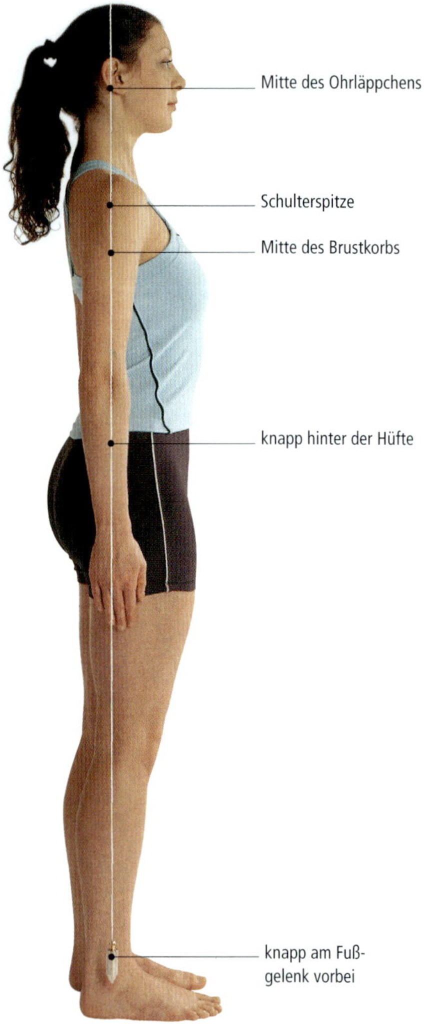

Entspannen Sie sich. Wenn Sie eine Anspannung in Nacken, Rücken, Hüften oder Beinen spüren, ist Ihre Haltung korrekturbedürftig.

Zusammengesackte Haltung
Fehlhaltungen lassen sich in der Seitenansicht in sechs Hauptsymptome unterteilen.

Dies sind:
- übermäßige Halslordose
- Rundrücken
- Flachrücken
- Hohlkreuz
- Hohlrundrücken
- Viszeroptose

Häufig treten auch mehrere dieser Haltungsfehler in Kombination auf.

Übermäßige Halslordose
Bei starker Halslordose ist die Halswirbelsäule zu weit nach hinten verschoben, die Wirbel darunter befinden sich zu weit vorn. Hinterkopf und obere Rückenpartie nähern sich aneinander an, das Kinn ragt vor. Die Nackenmuskeln verkürzen sich; die vordere Halsmuskulatur wird überdehnt. Durch Verschiebung der Wirbel nach vorn werden die Bänder an der Vorderseite der Wirbelsäule gedehnt und geschwächt. Die Gelenke an ihrer Rückseite werden gequetscht, wodurch sich ihr Verschleiß erhöht. Übermäßige Halslordose kann Gelenkentzündungen bis hin zur Arthritis sowie Nackensteifigkeit und -schmerzen nach sich ziehen.

Rundrücken
Dabei sieht die obere Rückenpartie so aus, als ob die Person vornüberfällt. Mit zunehmender Vorwärtsbewegung werden die Muskeln an der Rückseite der Wirbelsäule überdehnt und geschwächt, die Muskeln an der Vorderseite der Wirbelsäule werden verkürzt und ebenfalls geschwächt. Unter diesem Druck verformen sich die Wirbel, das Brustbein fällt vor, der Brustkorb wird zusammengedrückt. Dies beeinträchtigt die Lungen- und Herzfunktion. Auch Magen und Darm geraten unter Druck, was zu Verdauungsstörungen führen kann.

FEHLHALTUNGEN

Hier werden einige weitere der häufigsten Fehlhaltungen dargestellt. Es kann nützlich sein, sich Ihre persönlichen Haltungsfehler bewusst zu machen, um bei den Übungen besonders darauf zu achten. Außerdem können Sie so gezielt bestimmte Techniken auswählen, um die durch Ihre Fehlhaltung gestörten Bereiche wieder richtig auszurichten.

Nur wenige Menschen bewahren sich bis ins Erwachsenenalter hinein eine korrekte Haltung. Viele von uns leiden an einer oder mehreren Haltungsstörungen.

Flachrücken

Hierbei flacht sich die natürliche Krümmung der Brustwirbelsäule aufgrund einer Verkürzung der Muskeln an der Rückseite der Wirbelsäule ab. Durch ihre Kontraktion richtet sich die Wirbelsäule auf, was zur Quetschung von Nerven und zur Fehlstellung der Rippen führt. Dies löst häufig Schmerzen und Kribbeln in den Armen aus. Brustkorb, Herz und Lunge geraten unter Druck, was ihre Funktion beeinträchtigt.

Hohlkreuz

Bei übermäßiger Durchbiegung der Lendenwirbelsäule schieben sich die Lendenwirbel zu weit vor. Hierdurch wird der Druck auf die Rückseite der Wirbel erhöht, was zu Schwäche und Schmerzen im Lendenwirbelbereich führen kann. Die Bauchmuskulatur wird geschwächt; Magen und Darm sacken nach

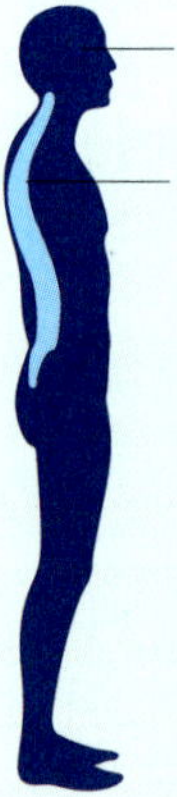

Diese Abbildung zeigt die natürliche Krümmung der gesunden Wirbelsäule. Sie ist im Lenden- und Halswirbelbereich sanft nach vorn, im Brustwirbelbereich dagegen leicht nach hinten gekrümmt. Durch ständiges falsches Stehen oder Sitzen kommt es mit der Zeit zu Verformungen.

vorn, wodurch Verdauungsstörungen hervorgerufen werden können.

Hohlrundrücken

Der Hohlrundrücken ist eine umfassendere Haltungsstörung als die bisher beschriebenen: eine Verformung der Wirbelsäule über ihre gesamte Länge, beginnend mit einer Rückwärtskippung des Kopfs.

Es handelt sich im Grunde um eine Schwäche der Bänder (Ligamente). Ein schlechter Muskeltonus trägt zum Problem bei, das sich auch in einer generell schlechten Bewegungskoordination äußert. Gelenke, insbesondere die der Ellbogen, können „gummiartig" wirken.

Viszeroptose

Dies ist u. a. eine Schwächung des Bauchmuskeltonus, die zum typischen „Bierbauch" mit Vorwölbung von Unterbauch und Becken führt. Gedärme, Nieren und Gebärmutter senken sich, wodurch Gewebe überdehnt und die Durchblutung und Nährstoffversorgung beeinträchtigt werden. In der Folge können u. a. Menstruationsschmerzen, Inkontinenz und Reizdarmsyndrom auftreten.

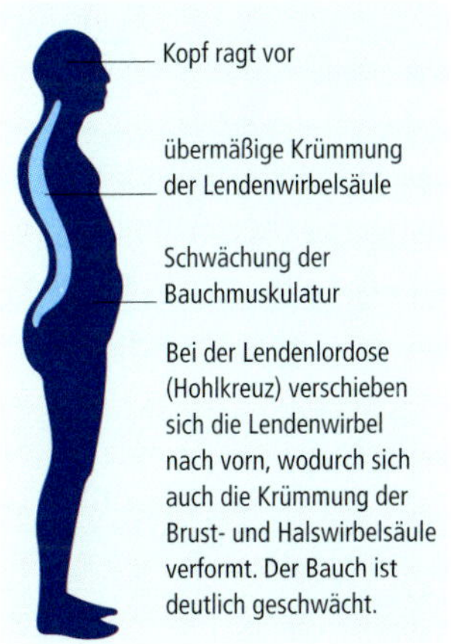

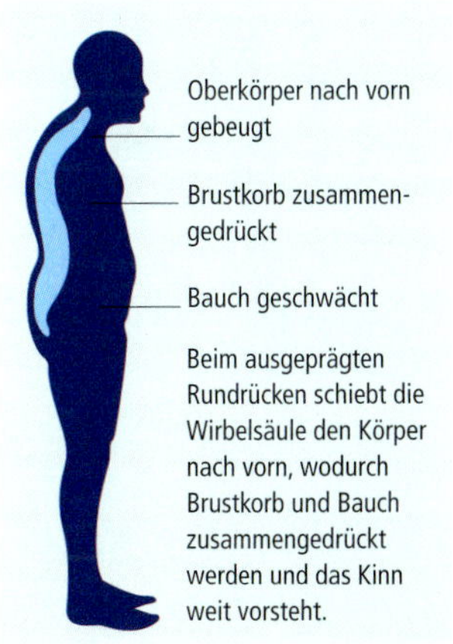

KÖRPERBAUTYPEN

Pilates ist eine wirkungsvolle Methode, um den Körper zu formen und zu straffen. Man arbeitet dabei jedoch strikt innerhalb der persönlichen Grenzen. Mit Pilates können Sie Ihre optimale Körperform erlangen, die Beschränkungen Ihres angeborenen Körperbautyps aber nicht durchbrechen.

Durch regelmäßiges Training werden Sie bald Veränderungen an Ihrem Leib feststellen – schon allein, dass Sie lernen, sich in guter Körperhaltung zu entspannen, kann Ihr Erschei-

EKTOMORPH

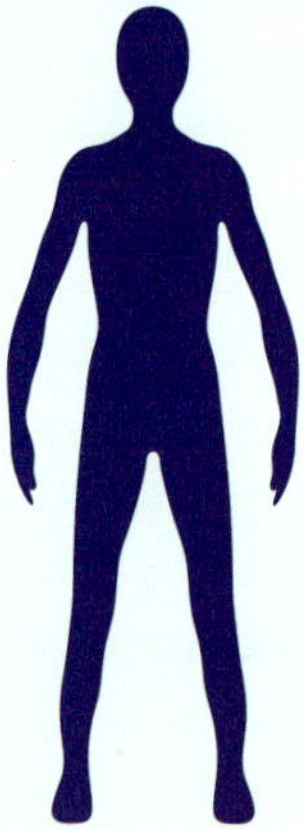

Dieser Typ ist meist groß und dünn und hat lange Finger und schmale Handgelenke. Oft ist er sehr gelenkig, kann aber trotzdem verspannte oder schwache Muskeln haben. Typisch ist sein jugendliches Erscheinungsbild.

MESOMORPH

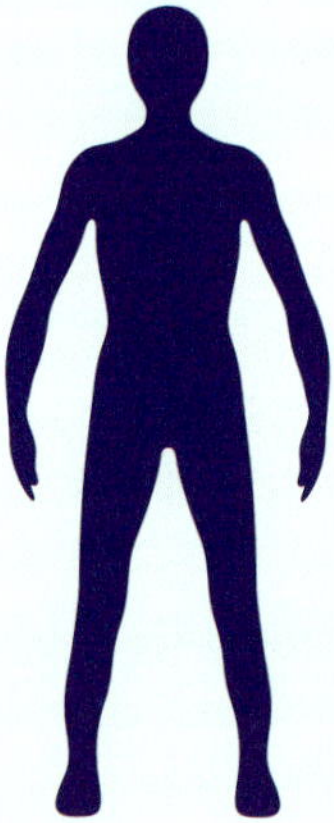

Der mesomorphe Typ ist meist von athletischer Statur – mit kräftigen Armen und Beinen, breiter Brust und straffem Bauch. Typisch sind gut entwickelte Muskeln und sportliche Begabung.

nungsbild positiv verändern. Mit der Zeit verbessert sich der Muskeltonus, was die Gewichtsabnahme fördert, Knochen und Gelenke kehren in ihre richtige Ausrichtung zurück, die natürliche, aufrechte Haltung wird wiederhergestellt.

Körperbautypen

Es gibt einige Konstitutions- bzw. Körperbautypologien, die sich vor allem an der Ausprägung von Kopf, Brustkorb und Bauchregion orientieren. Eine gängige Typologie teilt den Körperbau in drei Kategorien ein:

- ektomorph
- mesomorph
- endomorph

Diese Grundtypen wurden von dem amerikanischen Psychologen William Sheldon beschrieben. Die meisten Menschen lassen sich nicht eindeutig, sondern zwischen zwei dieser Kategorien einordnen und weisen dementsprechend Elemente von beiden Typen auf.

Der ektomorphe Typ ist groß, schlaksig und zartknochig mit langen, dünnen Gliedmaßen, Hängeschultern und schwach entwickelter Muskulatur. Es fällt ihm schwer, Gewicht zuzunehmen. Der mesomorphe Typ hat einen harten, muskulösen Körper, eine eckige Statur, aufrechte Haltung, dicke Haut und setzt rasch Muskeln an. Der endomorphe Typ ist eher rundlich mit unterentwickelten Muskeln sowie vorstehendem Brustkorb und Bauch.

ENDOMORPH

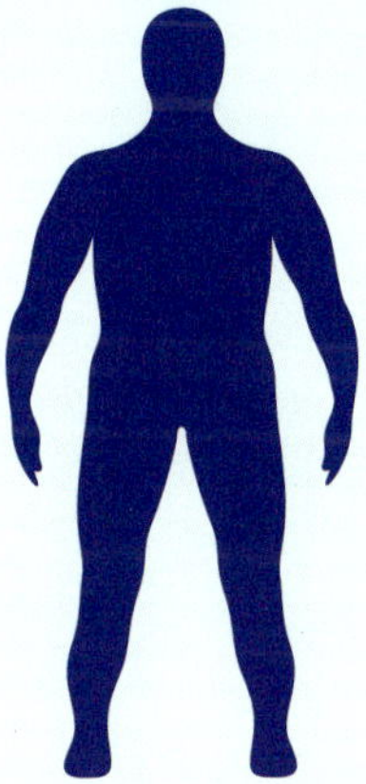

Dieser Typ wirkt kleiner und untersetzter als die anderen beiden, mit einem dicken Hals, rundlichen Formen und einem großen Brustkorb. Seine Bewegungen sind u. U. abgehackt und verkrampft.

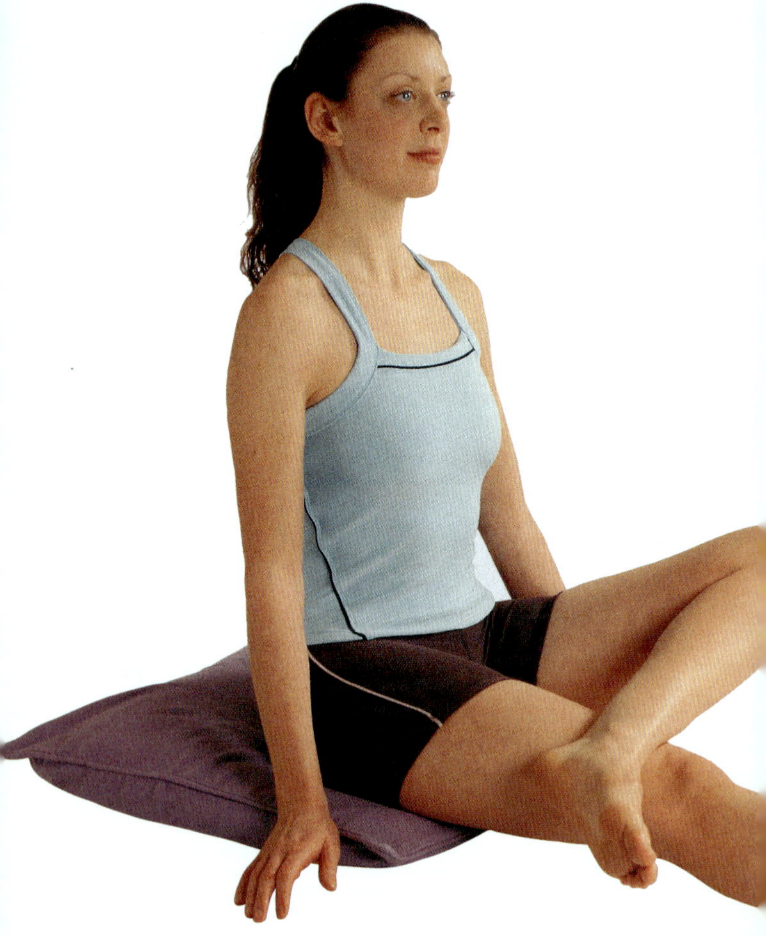

4 Die Prinzipien des Pilates-Programms

Zum Pilates-Ansatz gehört weit mehr als das reine Muskeltraining. Die Konzentration des Geistes und das Lösen von Spannungen im Körper vor der Bewegung sind zwei wesentliche Elemente, die aus dem Pilates-Programm eine ganzheitliche Erfahrung für Körper und Geist machen. Die anderen Hauptelemente des richtigen Trainings werden auf den folgenden Seiten vorgestellt.

Joseph Pilates besaß ein natürliches Verständnis davon, wie die Dynamik von Geist und Körper dazu genutzt werden kann, um eine ganzheitliche Gesundheit zu erlangen, und lehrte, die geistige Konzentration in die Übungen mit einzubeziehen. In jeder Pilates-Sitzung sollte auf folgende Prinzipien geachtet werden:

- Konzentration
- Entspannung
- fließende Bewegungen
- gute Koordination
- kontrollierte Atmung
- Körperzentrierung
- Körperausrichtung
- Ausdauer

Durch Einbinden der richtigen Konzentration in die Übungen bleibt Ihre Haltung eher stabil und zentriert und Sie führen die Übungen korrekt und sicher aus.

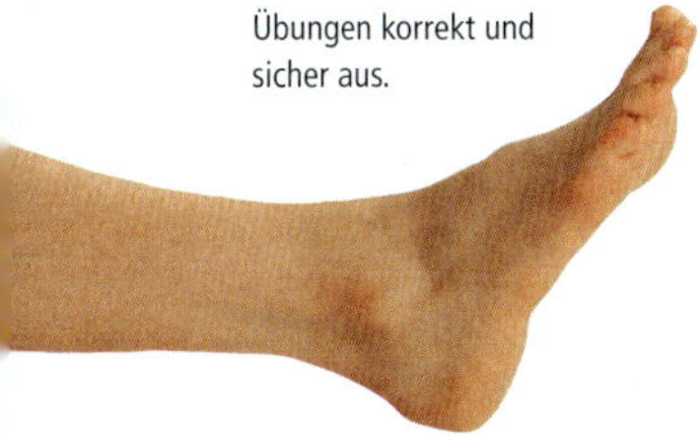

Konzentration
Pilates ist ein umfassendes Programm für Körper und Geist; jede Übung muss mit ausreichender Konzentration angegangen werden, damit die positive Wirkung voll spürbar wird. Wenn Sie sich darauf konzentrieren, wie und wo Sie sich bewegen, bewegen Sie sich mit höherer Wahrscheinlichkeit auch richtig. Zusätzlich werden Sie immer feinfühliger in der Interpretation Ihrer Körpersignale, wenn Sie Ihre Gedanken auf die Bewegungen lenken. Diese Signale geben Ihnen wertvolle Rückmeldungen und Sie können den richtigen Spannungs- oder Entspannungsgrad für jede Haltung oder Bewegung besser einschätzen. Die Konzentration verbessert auch die Körperwahrnehmung im Allgemeinen. So lernen Sie, immer mehr im Einklang mit den Empfindungen Ihres Körpers und den Botschaften zu leben, die diese Ihnen im Alltag übermitteln.

Zu Beginn liegt Ihre Aufmerksamkeit wahrscheinlich ganz auf der Koordination der Bewegung. Sobald Sie mit den Übungen vertrauter sind, können Sie Ihre Aufmerksamkeit auf unterschwelligere Aspekte des Bewegungsvorgangs lenken. Bleiben Sie in jedem Fall unangestrengt. Konzentrieren Sie sich zu stark, verlieren Sie Ihre Wahrnehmungsfähigkeit oder Frustration setzt ein. Wenn Sie sich müde oder angespannt fühlen, legen Sie eine kurze Pause ein, um den Geist zu lockern.

Entspannung
Da die meisten von uns unter Verspannungen leiden, erreichen wir selten einen Zustand vollkommener Entspannung. Betrachten Sie die Entspannung als Tätigkeit, die aktiv ausgeführt werden muss, und nicht als etwas, das von selbst kommt. Jeder spannt

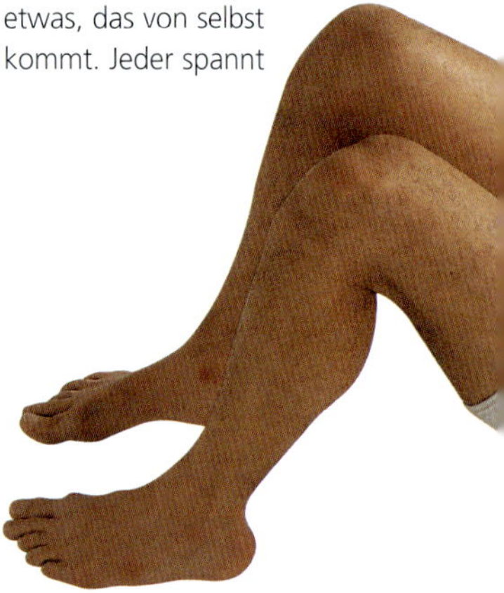

unterschiedliche Bereiche seines Körpers an. Um Verspannungen aufzuspüren, setzen oder legen Sie sich am besten gemütlich hin und lenken die Aufmerksamkeit systematisch auf die verschiedenen Teile Ihres Körpers.

Stellen Sie sich vor, Sie treiben im Wasser und Ihr Körper wird vollständig getragen. Welche Teile Ihres Körpers können Sie nicht loslassen? Beginnen Sie bei den Zehen und arbeiten Sie sich langsam an den Beinen hoch, durch den Körper bis zum Kopf, gehen Sie dann mit der Aufmerksamkeit hinunter zu den Fingerspitzen und arbeiten Sie sich an Armen und Schultern erneut hoch zum Kopf. Lösen Sie dabei nacheinander die Spannung, indem Sie tief atmen und spüren, wie die Entspannung einsetzt. Versuchen Sie es nicht zu angestrengt oder zu lange, sonst ermüden Sie. Sie können diese Übung im Sitzen, Stehen oder Liegen ausführen. Versuchen Sie es im Bus oder am Schreibtisch. Irgendwann wird es Ihnen gelingen, eine Entspannung in der Bewegung wahrzunehmen. Wenn Sie diese Stufe erreicht haben, werden Sie den größtmöglichen Nutzen aus den Pilates-Übungen ziehen.

Eine entspannte Körperhaltung ist von zentraler Bedeutung bei allen Pilates-Übungen. Entspannung bedeutet jedoch nicht einfach, alle Muskelanspannungen zu lösen, sondern erfordert auch, dass Sie so stehen, sitzen oder liegen, dass Ihr Körper stabilisiert und gestützt wird.

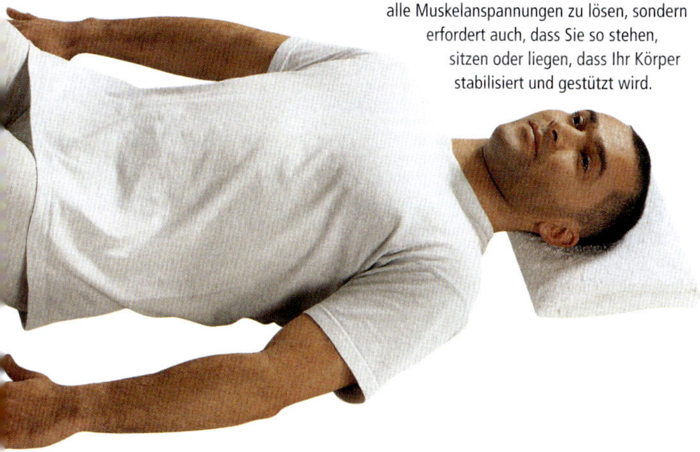

KOORDINIERTE BEWEGUNG

Fließende, koordinierte Bewegungen sind ein wesentlicher Aspekt des Pilates-Ansatzes. Ruckartige oder schnelle Bewegungen bedeuten, dass die Konzentration nachgelassen hat, und führen eher zu Verletzungen oder Muskelzerrungen. Wenn Sie lernen, sich langsam und behutsam zu bewegen, lernen Sie auch Ihren Körper schätzen und können mit ihm Ihr Potenzial ausschöpfen.

Durch das Erlernen der richtigen Bewegungstechniken können Sie Pilates-Übungen verletzungsfrei und effektiv durchführen. Je stärker Sie eine fließende Bewegungsweise in Ihre Übungen integrieren, desto automatischer wird sie. Schließlich werden Sie bemerken, dass Sie Ihren Körper auch im Alltag auf gesündere und entspanntere Weise nutzen.

Fließende Bewegungen

Wenn Sie in einem Film ein Tier in Zeitlupe laufen sehen, wird Ihnen die Flüssigkeit der gezeigten Bewegung auffallen. Anders als die meisten Menschen sind Tiere entspannt, wenn sie sich bewegen, deswegen sind ihre Bewegungen auch so anmutig. Wenn die Bewegung aus der Spannung heraus beginnt, bringt sie weniger Leistung, also wendet man mehr Energie auf und ermüdet schneller und bringt den Körper möglicherweise aus seiner natürlichen Ausrichtung. Es braucht seine Zeit, um einen sanfteren und anmutigeren Bewegungsansatz zu erlernen. Das ist einer der Gründe, warum Pilates-Übungen langsam ausgeführt werden, damit der Körper sich an die Bewegung gewöhnen kann, und warum sie eher eine Gesamtwirkung als sofortige Auswirkungen zeigen.

Im Alltag hetzen die meisten Menschen in ständiger Anspannung umher. Beobachten Sie einmal, wie die Leute sich bewegen, und achten Sie darauf, wie ruckartig die meisten ihrer Bewegungen sind. Angespannte, ruckartige Bewegungen führen zu höherem Energieverbrauch, der wiederum die inneren Organe wie Herz, Leber und Nieren stärker beansprucht. Fließendere Bewegungen verringern die Belastung der inneren Organe, sodass sie optimal funktionieren können. Pilates stärkt also die Beziehung zwischen unseren inneren Organen und unserem Muskelsystem. Wenn Sie mit fließenden Bewegungen durchs Leben gehen, sinkt die Wahrscheinlichkeit, dass Sie sich eine Verletzung oder Zerrung zuziehen. Das gilt nicht nur für das Training und sportliche Aktivitäten, sondern auch für alltägliche Verrichtungen. Um fließende Bewegungen zu üben und weiterzuentwickeln, versuchen Sie, Ihren Körper vor und während der Bewegung zu entspannen, Verspannungen zu lösen und sich auf ein gutes Gleichgewicht zu konzentrieren.

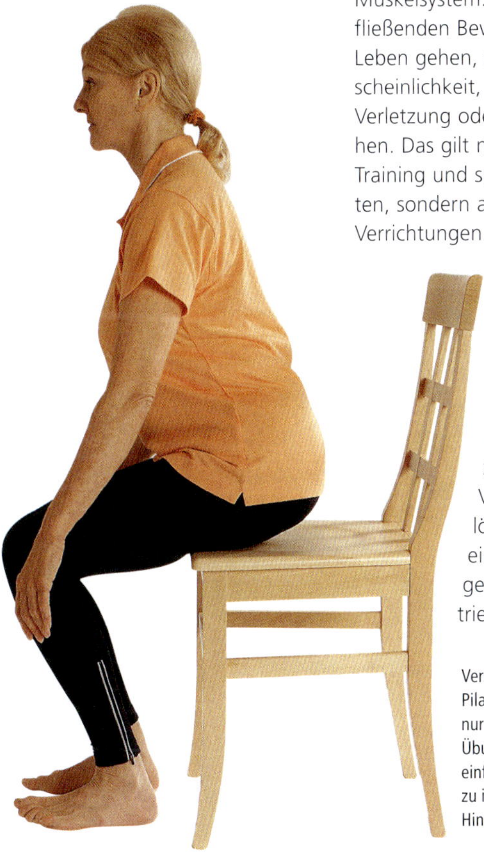

Versuchen Sie, fließende Pilates-Bewegungen nicht nur in die eigentlichen Übungen, sondern auch in einfache Alltagstätigkeiten zu integrieren, etwa beim Hinsetzen oder Aufstehen.

Koordination

Fließende Bewegungen sind abhängig von der richtigen Koordination der verschiedenen Muskeln und Gelenke. Manche Pilates-Übungen wie *Rückenschwimmen* (Seite 86–89) und *Leichte Arme, kräftige Beine* (Seite 63–64) koordinieren speziell die verschiedenen Bewegungen, um diese natürliche Fähigkeit weiterzuentwickeln.

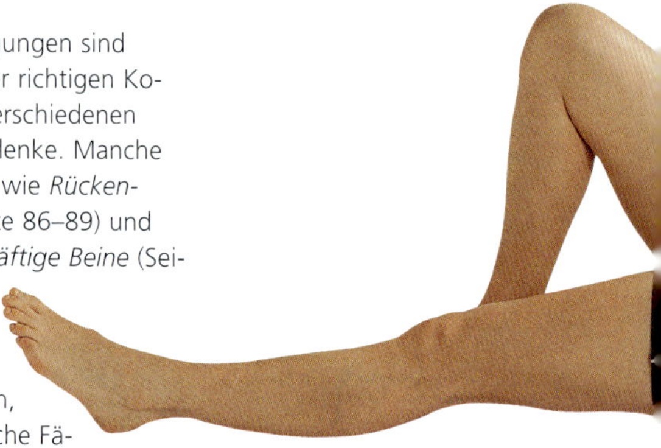

Beim Pilates-Programm werden die Bewegungen auch mit dem Atem koordiniert (siehe Seite 40). Eine gute Konzentration hilft über Anfangsschwierigkeiten hinweg: Zuerst liegt Ihre Aufmerksamkeit auf den einzelnen Bewegungen und Atemzügen, dann beginnt die Sequenz langsam zu fließen, bis die Koordination automatisch abläuft.

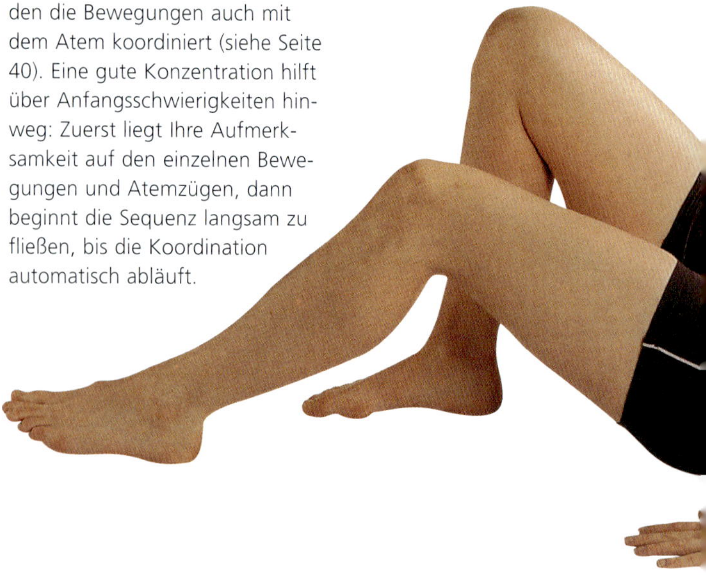

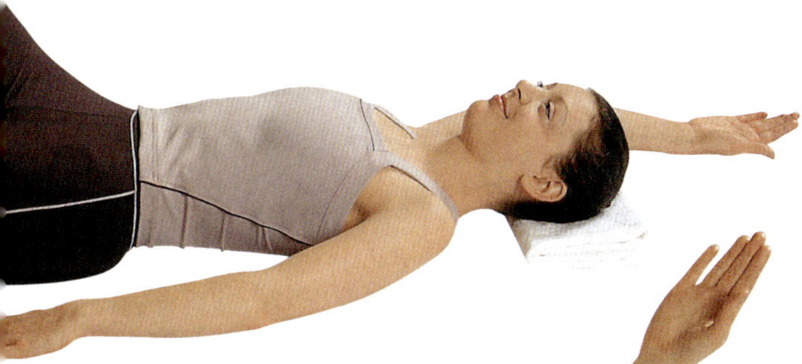

Durch das regelmäßige Üben koordinierter Bewegungsabläufe gewöhnt sich der Körper im Laufe der Zeit daran, sie ohne Anstrengung auszuführen. Irgendwann wird diese Leichtigkeit zum Teil jeder alltäglichen Verrichtung.

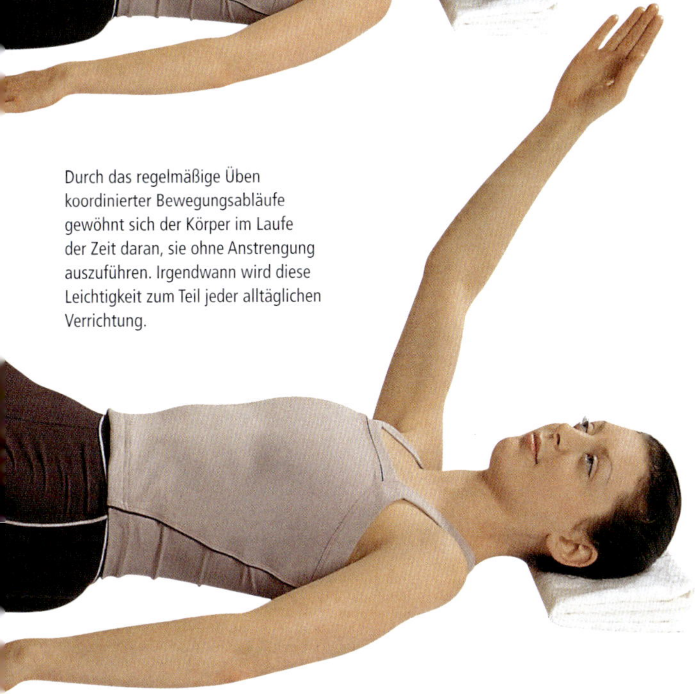

ATMEN UND ZENTRIEREN

Die richtige Atmung und die Zentrierung des Körpers bilden die wesentliche Grundlage aller Pilates-Übungen. Eine ruhige Atmung fördert eine effizientere Bewegungsweise und die Aufrechterhaltung des Energieniveaus, während ein starkes Körperzentrum dafür sorgt, dass Sie Ihren Körper auf die effektivste, sicherste und ausgeglichenste Weise nutzen.

Wenn Sie während einer Bewegung den Atem anhalten, verspannt sich der Körper, und wenn Sie das Zentrum verlieren, gerät der Körper aus der korrekten Ausrichtung und wird nicht mehr richtig gehalten.

Atmung

Die Atmung ist der Kern des Lebens und fördert die Gesundheit, wenn sie entspannt verläuft. Die meisten Menschen atmen flach in die obere Brust, einige haben auch die Bauchatmung erlernt, um die Entspannung zu fördern und Stress zu reduzieren. Keine dieser Atemtechniken eignet sich für Pilates. Beim Pilates versuchen wir, die Kapazität unserer Lunge und Brust möglichst optimal zu nutzen, während wir im Bauchbereich zur Unterstützung einen guten Muskeltonus aufrechterhalten (siehe rechte Seite). Die beste Methode, beim Üben wirkungsvoll zu atmen, besteht darin, die Luft in den Rücken und den seitlichen Brustkorb zu ziehen, um das Fassungsvermögen von Lunge und Brust voll auszunutzen. Dies wird Brustkorbatmung oder auch laterale Atmung genannt. Je mehr Sauerstoff in die Lunge gelangt, desto mehr sauerstoffreiches Blut wird zu den Muskeln und Organen transportiert, damit sie leistungsstark und länger arbeiten.

Beim Pilates-Ansatz wird die Atmung mit den Bewegungen koordiniert. Es ist wichtig, die Übungsanleitungen genau zu befolgen, da jede Aktion ausdrücklich mit einer Ein- oder Ausatmung verknüpft ist. Das stellt

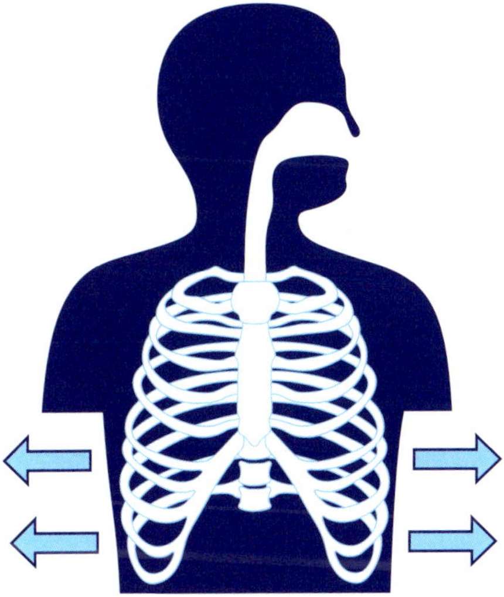

Beim Pilates atmen Sie in den Rücken und die Seiten der unteren Rippen. So gelangt die maximale Sauerstoffmenge in Ihren Körper, die die effektive Arbeit von Muskeln und inneren Organen fördert.

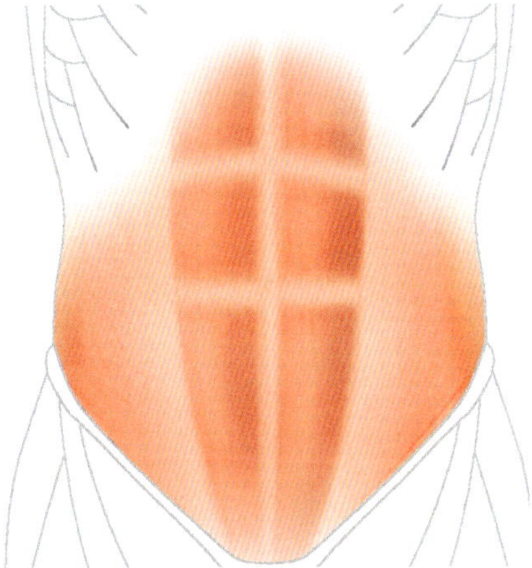

Das Halten einer guten Spannung im Bauchbereich bedeutet, den Transversus abdominis zu verkürzen, den wichtigsten stabilisierenden Muskel für die Körpermitte, alle Bewegungen zu stabilisieren und die Wirbelsäule zu stützen.

den richtigen Einsatz der Muskelgruppen sicher und bekämpft die Tendenz, die Luft anzuhalten. Wenn Sie die Luft anhalten, sammelt sich in den Lungen mehr Kohlendioxid an. Dieses Gas wird mit der Ausatmung nicht vollständig aus dem Körper transportiert. Stattdessen sammelt es sich in den Muskeln, vor allem in den Rumpfmuskeln, und schwächt sie. Ein guter Atemrhythmus beim Durchführen der Übungen fördert den Austausch von Sauerstoff gegen Kohlendioxid.

Darüber hinaus sorgt die mechanische Bewegung bei der lateralen Atmung dafür, dass das Blut besser durch den Körper zirkuliert. Während Sie also an den Bewegungsabläufen in der Brust arbeiten, bewegen Sie gleichzeitig alle Flüssigkeiten durch den Körper und versorgen so die Körpergewebe mit Nährstoffen.

Zentrieren

Joseph Pilates erkannte, dass die Stärkung des Bauchbereichs dem ganzen Körper mehr Halt und Stabilität verleiht. Eine feste, solide Bauchgegend dient der Körpermitte als fester Kern, der jede Bewegung stabilisiert und die Wirbelsäule stützt. Diese zentrale Stabilität wird durch einen breiten, tiefen, flachen Muskel erzeugt, den sogenannten Transversus abdominis. Eine der besten Methoden, der Körpermitte mehr Halt zu geben, besteht darin, die Bauchmuskeln zu verkürzen und den Bauchnabel in Richtung Wirbelsäule zu bewegen. Das schützt außerdem den unteren Rücken und verleiht ihm Stabilität. Erhöhen Sie gleichzeitig den Muskeltonus im Beckenboden, indem Sie diesen sanft hochziehen.

Die Aufrechterhaltung dieser leichten Muskelspannung beim Ausatmen schafft Stabilität im mittleren Teil des Körpers. Sie sollten jedoch die Bauchmuskeln nicht zu sehr anspannen, um den Nabel zur Wirbelsäule zu bringen oder den Beckenboden zu heben. Eine gute Faustregel, um das richtige Maß an Muskelspannung zu finden: Suchen Sie den Punkt, der etwa auf halbem Wege zu dem Zustand liegt, den Sie als angespannt empfinden, und entspannen Sie sich von diesem Punkt aus noch etwas. Zwingen Sie Ihren Körper nicht, über seine Grenzen zu gehen.

Ein um die unteren Rippen geschlungenes Tuch kann Ihnen beim Erlernen der lateralen Atmung helfen. Genauere Anweisungen dazu finden Sie auf Seite 76. Es kann einige Wochen dauern, bis Sie die Technik richtig beherrschen.

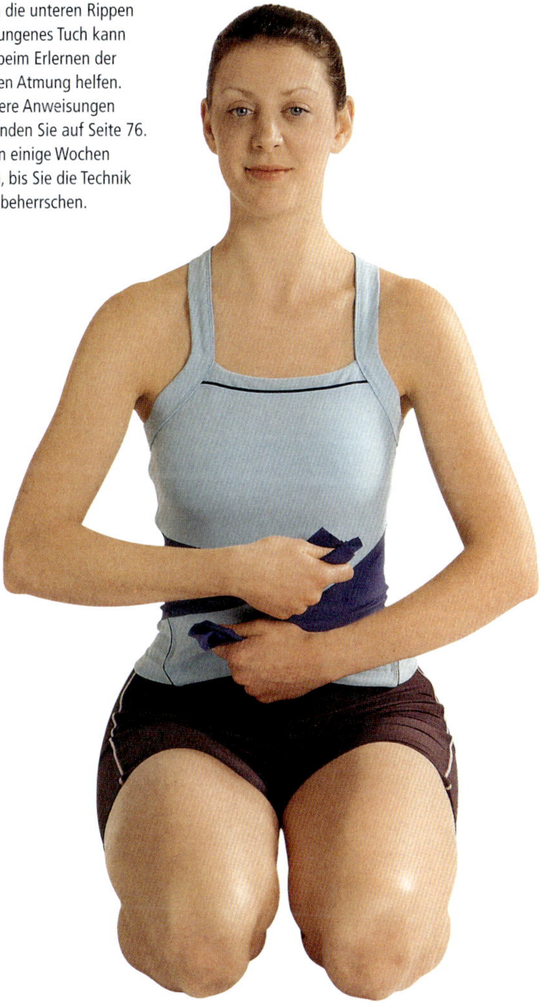

AUSRICHTUNG UND AUSDAUER

Den Körper zu seiner Idealausrichtung zurückzubringen, kann ein lang andauernder Prozess sein, aber die meisten bemerken recht bald nach Aufnahme des Pilates-Trainings feine Veränderungen in ihrer Körperhaltung. Eine effiziente Körperhaltung geht einher mit einer guten Atmung, die für genügend Ausdauer sorgt, um die Position über einen längeren Zeitraum zu halten.

Alle Pilates-Übungen helfen dabei, die Ausrichtung zu verbessern, aber es ist wichtig, nur so weit zu gehen, wie der Körper es ohne übermäßige Anstrengung schafft. Wenn Sie sich zwingen, geraten Sie aus der idealen Ausrichtung.

Ausrichtung

Wenn Sie die Pilates-Grundelemente in Ihre Übungen integrieren, bringen Sie Ihren Körper dazu, seine natürliche Ausrichtung zu finden, also seine effizienteste Haltung im Stehen, Sitzen und Liegen. Wenn die Muskeln anfangen, sich auszubalancieren, werden die Gelenke weniger belastet und die inneren Organe arbeiten mit weniger Anstrengung. Alle Muskeln und Gelenke arbeiten wirkungsvoller und die Gelenke erfahren weniger Verschleiß. Mechanisch gesehen, bewegen Sie sich mit weniger Widerstand, wenn der Körper korrekt ausgerichtet ist; das bedeutet, die Bewegungen belasten Herz und Lunge weniger. Zusätzlich verringert die richtige Ausrichtung das Risiko von Bänder- und Gelenkverletzungen bei sportlichen Aktivitäten.

Ausdauer

Da Pilates mit langsamen Bewegungen arbeitet, erfährt das Herz-Kreislauf-System kein besonderes Training. Die Ausdauer wird eher durch das Erhöhen der Atemkapazität als durch die Stärkung der Herzfunktion verbessert. Die meisten Pilates-Trainer empfehlen, zur Unterstützung der Pilates-Übungen zusätzlich anaerobes und/oder aerobes Training wie Joggen,

Natürliche Ausrichtung

Letztendlich bringen alle Prinzipien des richtigen Pilates-Trainings Ihren Körper dazu, zu seiner natürlichen, korrekten Ausrichtung zurückzukehren.

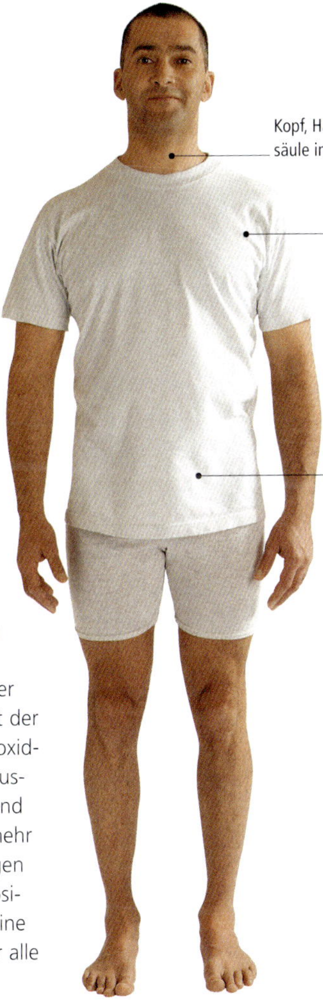

Tennis oder Walking durchzuführen. Mit zunehmend effektiver Atmung funktioniert der Sauerstoff-Kohlendioxid-Austausch in den Muskeln immer besser und sie ermüden nicht mehr so schnell. So erlangen Sie die Ausdauer, Positionen zu halten – eine solide Grundlage für alle Bewegungsabläufe.

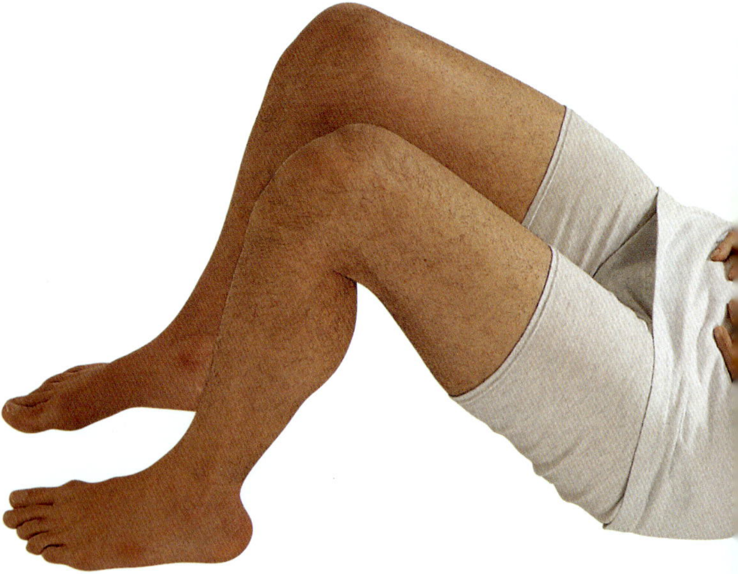

5 Die Übungen

Die Übungen in diesem Buch sollen eine sanfte und effektive Einführung in die Pilates-Technik bieten. Sie sind nicht als Heilübungen gedacht, es sei denn, ein fachkundiger Therapeut hat sie Ihnen empfohlen. Jede Übung wirkt auf verschiedene Muskelgruppen, umfasst aber alle Grundprinzipien des Pilates-Ansatzes wie Atmung, Ausdauer, Konzentration und korrekte Ausrichtung.

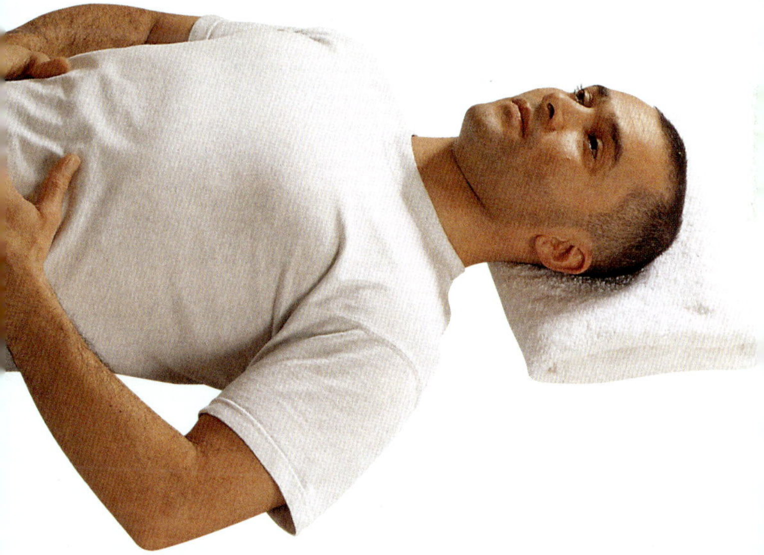

EINFÜHRUNG IN DIE ÜBUNGEN

Pilates-Übungen sollten zu Beginn am besten kurz und häufig ausgeführt werden statt in langen, aber seltenen Sitzungen. So werden Kraft und Verständnis des Pilates-Ansatzes nach und nach aufgebaut. Falls möglich, sollten Sie sich jeden Tag für Pilates Zeit nehmen und seien es nur wenige Minuten.

Im Allgemeinen schützen die langsamen Pilates-Techniken und der Akzent auf kontrollierten, natürlichen Bewegungen den Körper vor Verletzungen. Trotzdem sollten Sie unbedingt die Sicherheitstipps lesen, bevor Sie beginnen.

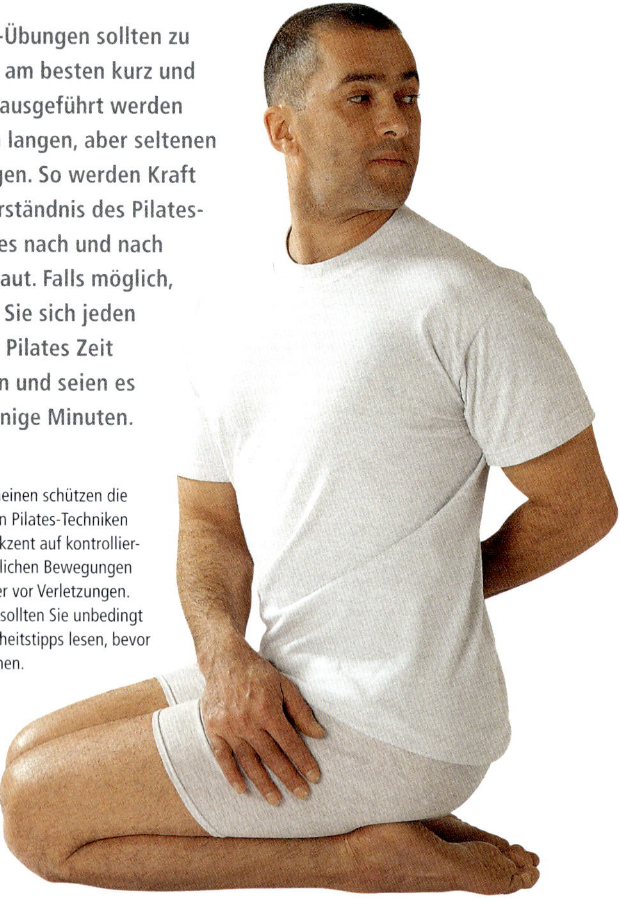

Einführung

Die folgenden Übungen stellen eine Einführung und nicht etwa einen Ersatz für einen Kurs unter Leitung eines Pilates-Trainers dar. Lesen Sie zunächst alle Übungsbeschreibungen durch, bevor Sie mit dem Training beginnen. Probieren Sie jede Übung mehrmals aus. Finden Sie Ihren persönlichen Wohlfühlbereich, indem Sie sich darauf konzentrieren, Ihre körperlichen Grenzen zu erspüren und zu respektieren. Lassen Sie sich immer genügend Zeit. Auch wenn diese Übungen sehr sanft scheinen, basieren sie auf Joseph Pilates' besonderem Verständnis von Anatomie und Physiologie und können sehr stark auf Ihren Körper wirken.

Die Übungen

Ziele: Die Einleitung zu jeder Übung verschafft Ihnen einen kurzen Überblick darüber, was sie bewirken soll. Diese Ziele sollen nicht sofort erreicht werden,

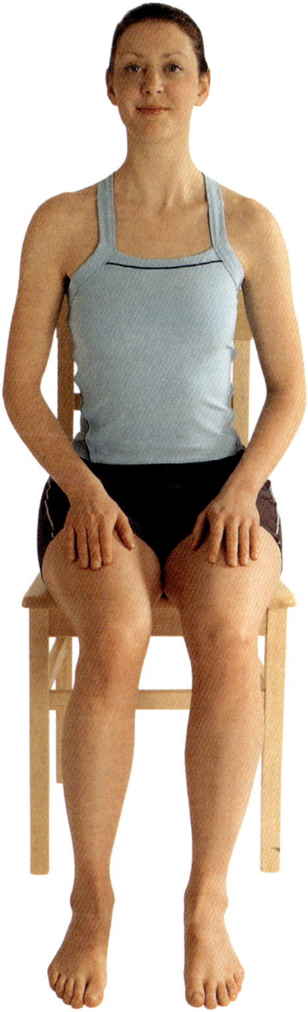

Machen Sie nicht zu viele Übungen auf einmal, wenn Sie mit dem Pilates-Training beginnen. Auch wenn einige Übungen sehr einfach scheinen, wirken sie in den tiefen Muskelschichten stark auf den Körper.

sondern erst nach langsamer, gewissenhafter und sanfter Übung. Denken Sie daran, dass Sie ein Tempo finden müssen, das zu Ihnen passt. Das ist jedoch nur möglich, wenn Sie sich Zeit nehmen und im Einklang mit Ihrem Körper vorgehen.

Ausrüstung: Sie brauchen für die Übungen keine spezielle Ausrüstung. Bei Übungen auf dem Boden sollten Sie jedoch den Hinterkopf mit einem kleinen Kissen abstützen, damit der Hals korrekt ausgerichtet bleibt. Zusätzlich können Sie für mehr Komfort ein Kissen oder ein gefaltetes Handtuch unter die Körperteile legen, die auf dem harten Untergrund aufliegen. Für einige Übungen brauchen Sie einen Stuhl oder ein Halstuch.

Bewegungen: Die Übungen in diesem Buch werden im Schritt-für-Schritt-Verfahren beschrieben, damit Sie genau sehen, was in jeder Stufe angestrebt wird. Denken Sie jedoch daran, dass jede Übung nicht einfach eine Reihe einzelner Schritte ist, sondern eine einzige fließende, entspannte Bewegung, die mit dem ersten, tiefen Einatmen beginnt und erst endet, wenn Sie in die Ausgangsposition zurückgekehrt sind.

Sicherheitshinweise: Es ist sehr wichtig, dass Sie die Sicherheitstipps für jede Übung lesen, bevor Sie diese ausführen. Natürlich lassen sich nicht alle potenziell problematischen Kombinationen aus Beschwerden und Übungen vorhersehen. Es kann aber nicht oft genug betont werden, wie wichtig es ist, im Zweifelsfall – sei es, dass Sie Fragen zu Ihrer Gesundheit haben, oder wissen möchten, ob diese Übungen für Sie geeignet sind – einen fachkundigen Therapeuten zurate zu ziehen, sei es nun ein Osteopath, ein Physiotherapeut oder ein Arzt.

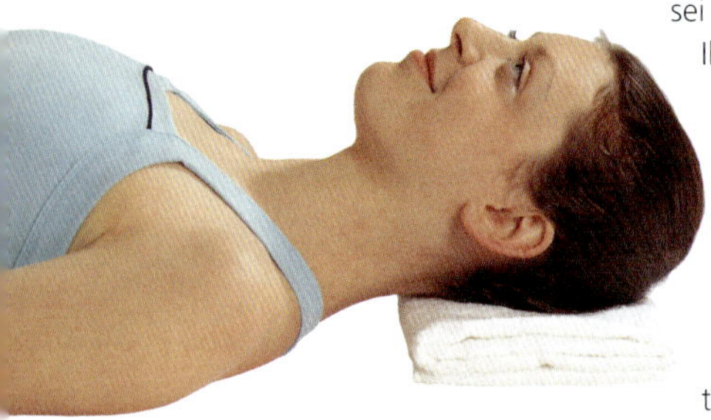

STEHPOSITION 1

Bauen Sie sich eine gute, stabile Stehhaltung auf, indem Sie den Körper langsam von unten nach oben zentrieren und entspannen. Diese Stehhaltung ist der Ausgangspunkt für wirkungsvollere und entspanntere Bewegungen in allen Standübungen. Üben Sie mit einem Partner, der Ihnen Rückmeldungen über das Aussehen der Haltung geben kann.

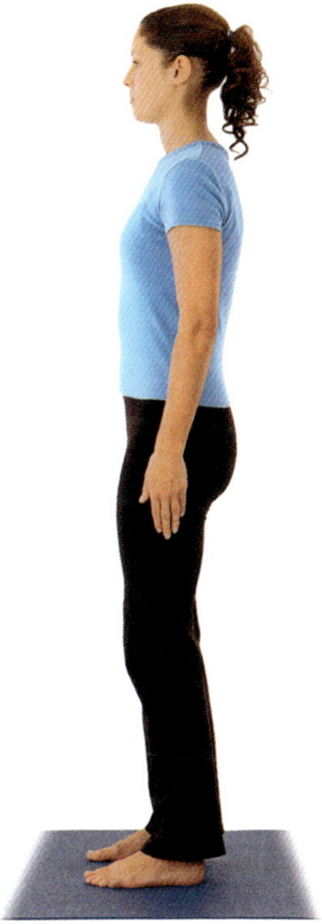

Zu Beginn

Stellen Sie die Füße etwa 10 cm voneinander entfernt auf, die Arme hängen seitlich herab und die Schultern sind möglichst entspannt. Mithilfe eines Spiegels können Sie die eigene Körperhaltung besser einschätzen. Werden Sie sich nach und nach aller Verspannungen im Körper bewusst und bewegen Sie den Körper dann langsam erst im Kreis, dann nach vorne und hinten und schließlich nach links und rechts. Versuchen Sie, den zentralen, entspannten Punkt zu finden, indem Sie jede Bewe-

Zu Beginn dieser Übung konzentrieren Sie sich auf Ihre Füße, da sie die Grundlage für den ganzen Körper und sein gesamtes Gewicht bilden. Es ist sehr wichtig, sich von Anfang an gut zu erden, wenn die Stehposition zentriert und stabil sein soll. Bewegen Sie den übrigen Körper von hier aus mit geduldiger Aufmerksamkeit.

gung sanft, mit einem Minimum an Anstrengung und über eine möglichst geringe Entfernung ausführen. Lenken Sie dann die Aufmerksamkeit nacheinander auf die einzelnen Bereiche des Körpers und entspannen Sie sie. Spüren Sie, wie sich jeder Bereich anfühlt, wenn er entspannt ist, und atmen Sie 5-mal tief ein und aus, bevor Sie weitermachen.

Füße

Konzentrieren Sie sich auf Ihre Füße. Spüren Sie, wie Ihr Gewicht sich auf die Innen- und Außenseiten, die Fersen und Ballen Ihrer Füße verteilt. Wiegen Sie den Körper sanft nach hinten und nach vorn, von einer Seite zur anderen und im Kreis, um das Gewicht gleichmäßiger zu verteilen. Bleiben Sie mit der Konzentration bei den Füßen, auch wenn Sie Spannungen in anderen Körperregionen wahrnehmen. Führen Sie diese Übung nicht länger als eine Minute aus, sonst lässt die Aufmerksamkeit nach.

Wadenmuskeln

Lenken Sie Ihre Aufmerksamkeit auf Waden und Schienbeine. Verlagern Sie erneut das Gewicht in alle Richtungen und spüren Sie, wie sich Spannung auf- und abbaut. Wenn Sie den Zentrierpunkt gefunden haben, entspannen Sie sich in ihn hinein und atmen Sie 5-mal tief ein und aus.

Knie

Konzentrieren Sie sich auf Ihre Kniescheiben. Spüren Sie Spannung oder Druck? Falls ja, verlagern Sie das Gewicht vorsichtig in alle Richtungen, bis sich Ihre Knie entspannen oder lösen. Achten Sie darauf, dass Ihre Fußsohlen und Waden während dieser Phase entspannt bleiben. Halten Sie die Position und atmen Sie 5-mal tief ein und aus.

Oberschenkelmuskeln

Ihre Oberschenkel müssen sowohl entspannt als auch kräftig sein. Unter Umständen ist es schwierig, Verspannungen in den Oberschenkeln zu lösen; nehmen Sie sich daher so viel Zeit wie nötig, um an diesem Bereich zu arbeiten. Verlagern Sie das Gewicht in Kreisen, nach hinten und vorn und von einer Seite zur anderen, bis Sie spüren, wie Ihre Oberschenkel sich entspannen. Atmen Sie 5-mal ein und aus und entspannen Sie sich.

Becken und Gesäß

Dieser Bereich ist das Zentrum Ihrer Haltung. Kippen Sie Ihr Becken vorsichtig und langsam nach vorn und nach hinten (indem Sie das Steißbein nach innen und außen bewegen), bis Sie spüren, in welcher Position am wenigsten Spannung herrscht. Verlagern Sie dann das Gewicht von links nach rechts, bis das Becken so zentriert wie möglich ist und Sie auf beiden Füßen annähernd den gleichen Druck verspüren. Das ist die neutrale Beckenposition. Gehen Sie mit Ihrer Aufmerksamkeit langsam durch den Unterkörper, während Sie das gelöste Gefühl in Füßen, Waden, Knien und Oberschenkeln beibehalten. Halten Sie diese Position und atmen Sie 5-mal ein und aus.

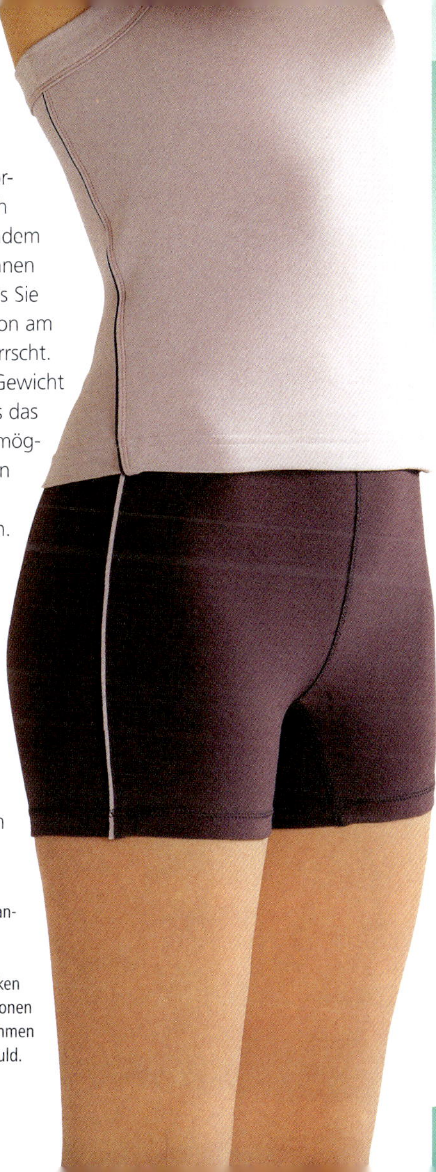

Das Becken in eine neutrale, spannungsfreie Position zu bringen, ist von zentraler Bedeutung. Möglicherweise lassen sich Becken und Gesäß von allen Körperregionen am schwersten entspannen. Nehmen Sie sich Zeit und haben Sie Geduld.

STEHPOSITION 2

Wenn Sie sich auf den Oberkörper konzentrieren, können die unteren Bereiche aus ihrer Ausrichtung geraten. Regulieren Sie gegebenenfalls deren Position, während Sie sich weiter nach oben vorarbeiten. Je häufiger Sie diese Übung durchführen, desto einfacher wird sie. Versuchen Sie, sie immer dann anzuwenden, wenn Sie auf jemanden warten oder in einer Schlange stehen.

Bauchdecke

Spannen Sie die Bauchmuskeln so weit es geht an und lösen Sie sie dann. Versuchen Sie, eine mittlere Spannung zwischen vollkommener An- und totaler Entspannung zu finden; so entwickeln Sie einen guten Bauchmuskeltonus. Verlagern Sie das Gewicht zusätzlich nach vorn und hinten, links und rechts und im Kreis, bis Sie spüren, wie die Bauchmuskeln den mittleren Spannungspunkt erreichen. Position halten und 5-mal ein- und ausatmen.

Rücken

Konzentrieren Sie sich darauf, den Bereich zwischen Gesäß und Schulterblättern zu entspannen. Bewegen Sie das Steißbein langsam nach innen und heben Sie gleichzeitig langsam die Schultern. Sie werden spüren, wie die Spannung sich über die gesamte Wirbelsäule fortsetzt. Wenn Sie merken, wie sich Spannung aufbaut, halten Sie an und kehren Sie in die Ausgangsposition

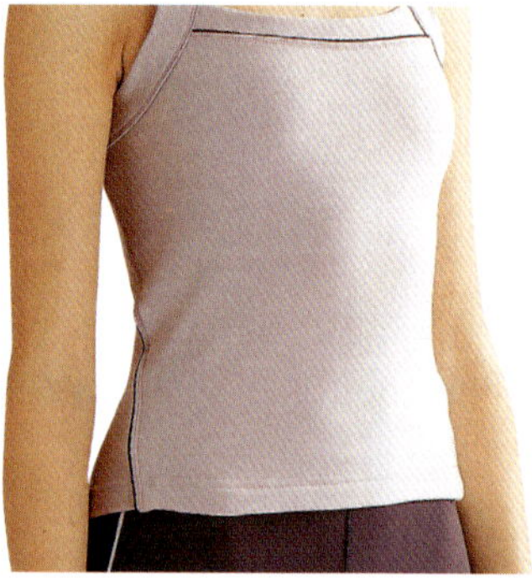

Ein guter Muskeltonus im Bauchbereich schützt den unteren Rücken und stabilisiert das Körperzentrum. Diese Stabilität braucht der Körper, um in der Bewegung eine gute Ausrichtung beizubehalten.

zurück. Führen Sie nun die Gegenbewegung aus. Schieben Sie die Schulterblätter nach hinten unten und heben Sie gleichzeitig das Steißbein. Sobald Sie spüren, wie sich Spannung aufbaut, halten Sie wieder an und kehren Sie behutsam in die Ausgangsposition zurück. Bewegen Sie sich sanft und langsam zwischen diesen beiden Positionen hin und her, bis Sie den Punkt mit der wenigsten Spannung finden. Halten Sie diese Position und atmen Sie 5-mal tief ein und aus.

Brust

Ein schlechter Muskeltonus in der Brust kann zu einer schlechten Haltung führen, die die Atmung behindert. Es geht darum, die Mitte zwischen tiefer und flacher Atmung zu finden und sich in diesen Punkt hinein zu entspannen. Atmen Sie einige Male erst flach, dann tief in den Rücken und die Seiten des Brustkorbs. Lassen Sie Ihren Atem eine mittlere Tiefe finden und atmen Sie so 5-mal ein und aus. Lenken Sie die Aufmerksamkeit auf die Füße und arbeiten Sie sich durch den ganzen Körper nach oben; achten Sie dabei darauf, eine

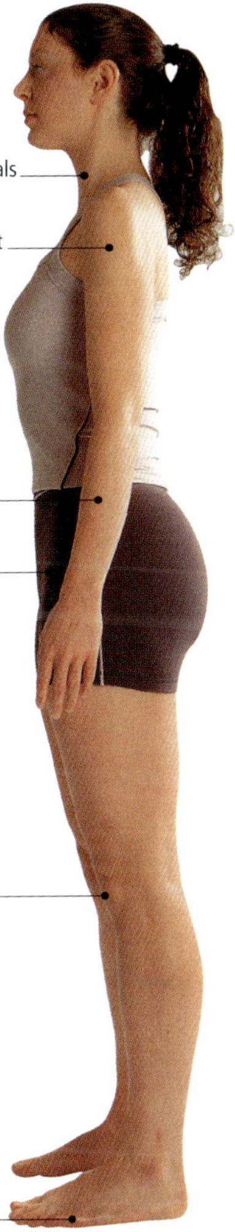

entspannte Haltung beizubehalten. Atmen Sie 5-mal ein und aus und entspannen Sie sich.

Schultern

Ziehen Sie die Schultern so eng nach hinten oben zusammen, wie es ohne Überanstrengung geht. Schieben Sie dann die Schultern nach vorne unten. Finden Sie auch hier die Mitte, atmen Sie 5-mal in diesen Punkt ein und aus. Machen Sie 5 weitere Atemzüge und entspannen Sie sich.

Arme

Lassen Sie die Arme hängen und drehen Sie sie dann sanft nach innen und außen. Schwingen Sie die Arme zusätzlich langsam nach hinten und nach vorn, um den spannungsfreien Mittelpunkt zu finden. Atmen Sie 5-mal ein und aus und entspannen Sie sich in die Haltung hinein.

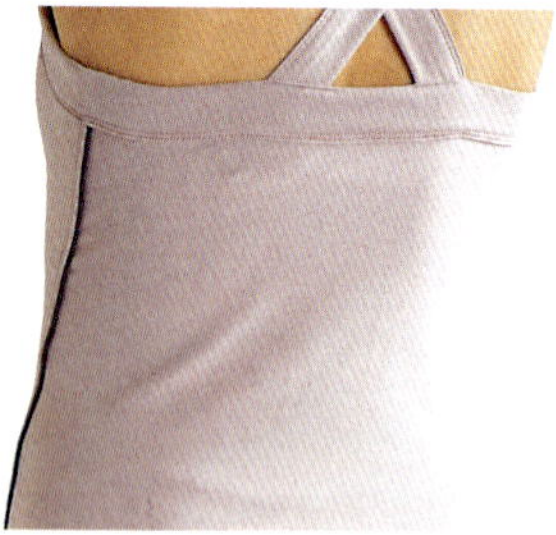

Schmerzen im unteren Rücken sind in 80 % aller Fälle muskelbedingt. Durch regelmäßige Pilates-Übungen werden die Rückenmuskeln wieder so trainiert, dass sie einen Zustand optimaler Entspannung erreichen, wodurch Sie sich effizienter bewegen und Verletzungsrisiken mindern können.

Hals

Neigen Sie den Kopf nach vorn und nach hinten und drehen oder kippen Sie ihn nach rechts und nach links. Lassen Sie sich Zeit, um zwischen den Bewegungen weiter aktiv den Mittelpunkt zu finden, an dem die Spannung nachlässt. Atmen Sie 5-mal ein und aus, richten Sie dann die Aufmerksamkeit auf die Füße und arbeiten Sie sich durch den Körper nach oben, um sicherzustellen, dass Ihre Haltung durchgehend entspannt ist.

Zusammenfassung

Dies ist ein einfacher Ansatz, um im Stehen die Pilates-Kontrolle zu erreichen. Er kann jederzeit praktiziert werden. Das Entspannen braucht Zeit und Übung, bis es wirklich gelingt. Sie sollten ein Gefühl von Leichtigkeit verspüren, als ob Ihr Körper nach oben strebt, statt nach unten zu sinken.

LEICHTE ARME – EINZELN

Ziel: die Schultern gesenkt und entspannt halten können, während die Arme bewegt werden. Diese Übung fördert den wirkungsvolleren Einsatz der großen und kleinen Rundmuskeln und das Hinunterziehen der Schulterblätter in Richtung Rücken. Es gibt vier Grundbewegungen für das Üben der Armbewegungen in unterschiedlichen Richtungen.

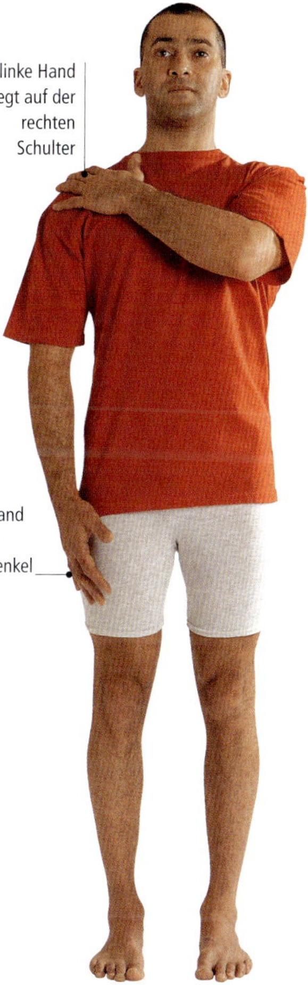

Bewegung 1

1 In eine entspannte Stehposition stellen, die Füße hüftbreit auseinander. Linke Hand auf die rechte Schulter legen. Die unteren Bauchmuskeln sanft in Richtung Wirbelsäule schieben und die Beckenbodenmuskeln hochziehen. Zur Vorbereitung der Bewegung in die Seiten des Brustkorbs und in den Rücken atmen.

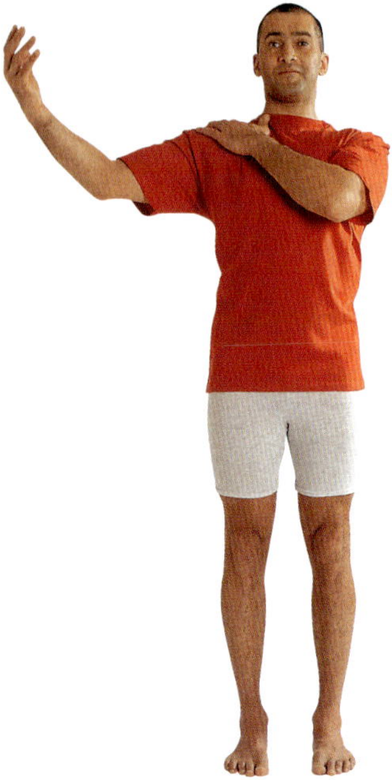

2 Beim Ausatmen den rechten Arm seitlich heben, dabei die Handfläche nach oben drehen. Mit der linken Hand sicherstellen, dass die rechte Schulter unten bleibt, keine Spannung in Hals und Schulterblatt aufbauen. Den Oberarm auf Schulterhöhe heben, dann einatmen und den Arm senken.

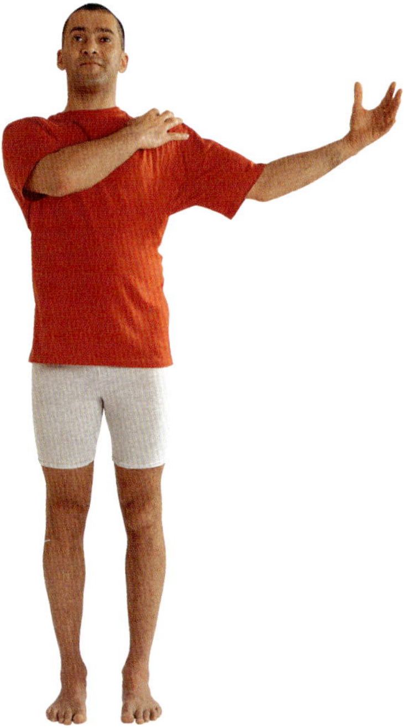

3 Handfläche der rechten Hand an die Außenseite des Oberschenkels legen, die rechte Schulter bleibt dabei entspannt. Rechte Hand auf die linke Schulter legen und den linken Arm auf dieselbe Weise heben. Dies ist ein Durchgang. 7–10 Durchgänge durchführen.

Bewegung 2

1 Diese Bewegung ähnelt Bewegung 1, nur wird der rechte Arm beim Ausatmen nach vorn gehoben statt seitwärts. Die Handfläche ist beim Heben des Arms zum Körper gewandt, die Daumenseite nach oben. Wenn der Arm auf Schulterhöhe ist, einatmen und sanft wieder an die Seite sinken lassen. Seite wechseln und mit dem linken Arm wiederholen. Dies ist ein Durchgang. 7–10 Durchgänge durchführen.

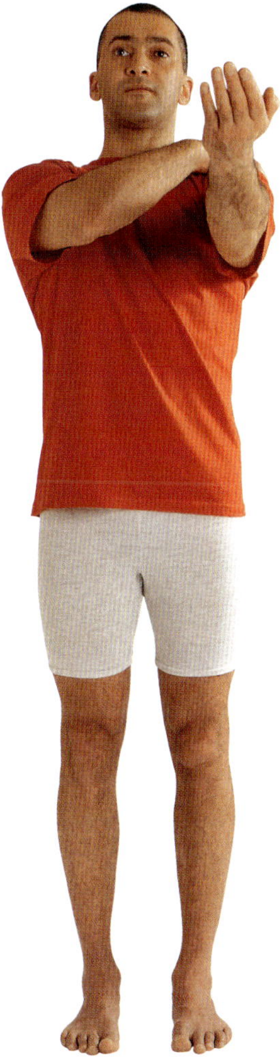

SICHERHEITSTIPPS

- Probieren Sie keine dieser Übungen aus, wenn Sie Zweifel an der Stabilität Ihrer Schultern haben. Wenn Sie sich jemals die Schulter ausgerenkt haben oder Arthritis befürchten, lassen Sie sich von einem Arzt beraten.
- Führen Sie diese Übung nicht zur Wiederherstellung nach einem Unfall oder unter Schmerzen aus.

LEICHTE ARME – DOPPELT

Ziel: beide Arme seitlich nach außen heben. Diese Übung ist eine Weiterentwicklung der Übung „Leichte Arme – einzeln" und bringt Sie dazu, den Oberkörper einzusetzen, ohne die Schultermuskeln anzuspannen. Sie sollten die vorige Übung beherrschen, bevor Sie diese probieren – die Schultermuskeln sollten beim Heben der Arme nicht nach oben rutschen.

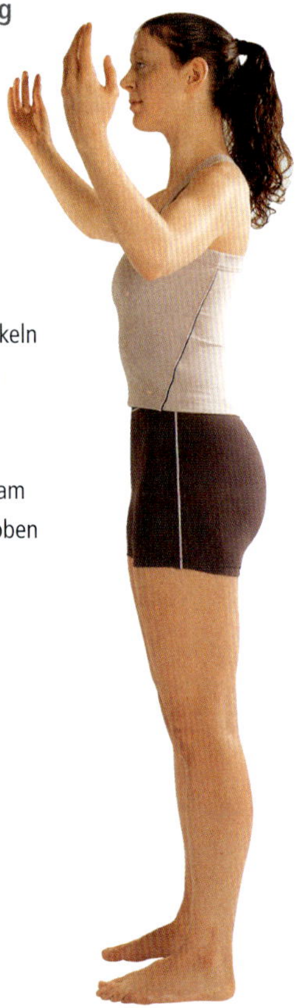

Bewegung 1

1 In lockerer Stehposition hinstellen, Bauchmuskeln und Beckenboden aktivieren. Schultern fallen lassen und zur Vorbereitung auf die entspannte Bewegung tief in den Rücken und die Seiten des Brustkorbs atmen. Ausatmen und die Arme langsam nach außen heben, die Handflächen dabei nach oben drehen.

SICHERHEITSTIPPS

- Probieren Sie diese Übung nicht aus, wenn Sie Zweifel an der Stabilität Ihrer Schultern haben. Wenn Sie sich jemals die Schulter ausgerenkt haben oder Arthritis befürchten, lassen Sie sich von einem Arzt beraten.
- Führen Sie diese Übung nicht zur Wiederherstellung nach einem Unfall oder unter Schmerzen aus.

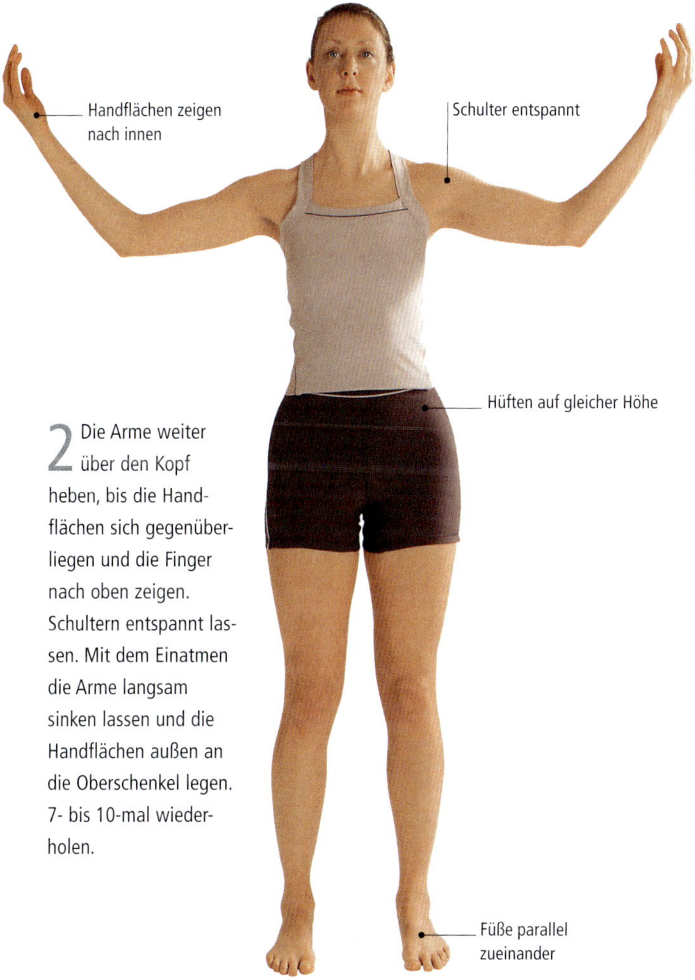

2 Die Arme weiter über den Kopf heben, bis die Handflächen sich gegenüberliegen und die Finger nach oben zeigen. Schultern entspannt lassen. Mit dem Einatmen die Arme langsam sinken lassen und die Handflächen außen an die Oberschenkel legen. 7- bis 10-mal wiederholen.

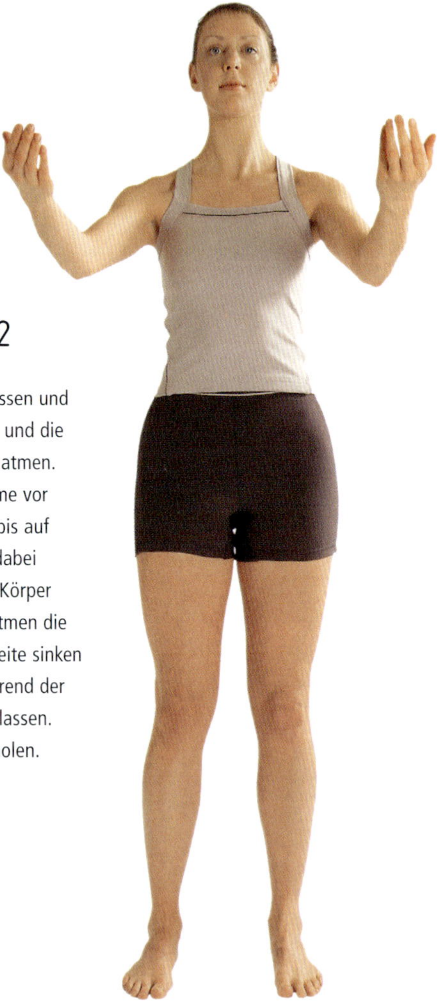

Bewegung 2

1 Schultern fallen lassen und tief in den Rücken und die Seiten des Brustkorbs atmen. Ausatmen und die Arme vor dem Körper langsam bis auf Schulterhöhe heben, dabei die Handflächen zum Körper drehen. Mit dem Einatmen die Arme wieder an die Seite sinken lassen. Schultern während der ganzen Übung unten lassen. 7- bis 10-mal wiederholen.

LEICHTE ARME, KRÄFTIGE BEINE

Ziel: die Koordination verbessern und allgemein Entspannung und Kraft aufbauen. Diese Übung kombiniert sanfte Kniebeugen mit der Übung „Leichte Arme – doppelt" (Bewegung 2). Hier können Sie üben, verschiedene Bewegungen zu koordinieren und gleichzeitig eine stabile Körperhaltung beizubehalten.

1 In der entspannten Stehposition beginnen, die Füße schulterbreit auseinander. Die unteren Bauchmuskeln sanft einziehen, um den Bauchnabel zur Wirbelsäule zu bringen, und den Beckenboden heben, um den Körper zu stabilisieren. Tief in die Seiten des Brustkorbs und in den Rücken atmen.

SICHERHEITSTIPPS

- Probieren Sie diese Übung nicht aus, wenn Sie schwache oder instabile Schultern oder sich vor Kurzem verletzt haben.
- Wenn Sie Schmerzen oder Schwäche im Knie verspüren, lassen Sie sich vor der Übung von einem fachkundigen Therapeuten beraten.

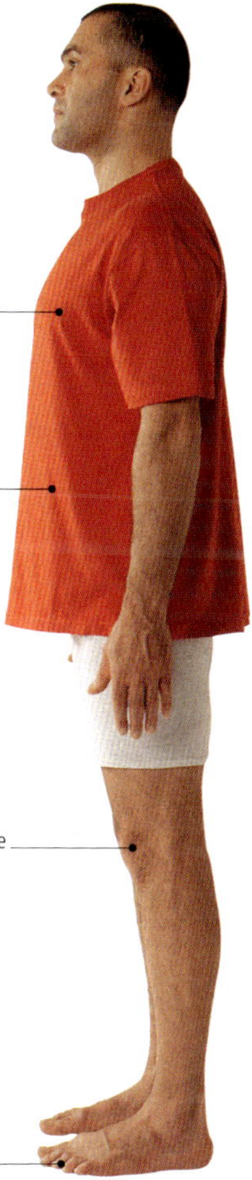

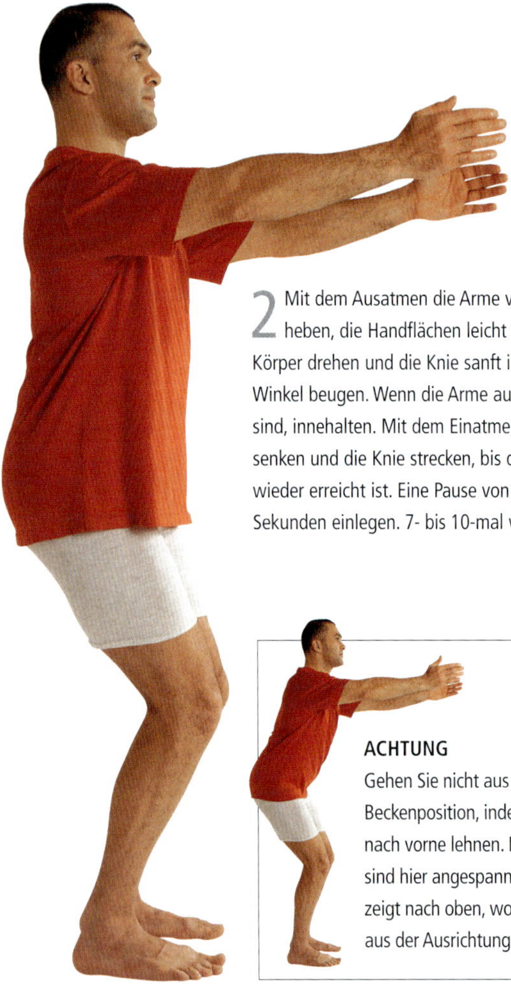

2 Mit dem Ausatmen die Arme vor dem Körper heben, die Handflächen leicht in Richtung Körper drehen und die Knie sanft im 45-Grad-Winkel beugen. Wenn die Arme auf Schulterhöhe sind, innehalten. Mit dem Einatmen die Arme senken und die Knie strecken, bis die Stehposition wieder erreicht ist. Eine Pause von einigen Sekunden einlegen. 7- bis 10-mal wiederholen.

ACHTUNG

Gehen Sie nicht aus der neutralen Beckenposition, indem Sie sich nach vorne lehnen. Die Schultern sind hier angespannt und das Kinn zeigt nach oben, wodurch der Hals aus der Ausrichtung gerät.

OBERKÖRPER HEBEN

Ziel: eine zusätzliche Technik für eine gute Kontrolle der Oberkörperbewegungen einüben. Diese Übung dehnt sanft die Brustmuskeln (Pectoralis major), Unterarmmuskeln (Latissimus dorsi) und Schulternmuskeln (Deltamuskeln), während der Körper stabil bleibt.

AUSRÜSTUNG:
Stab, Halstuch oder Seil

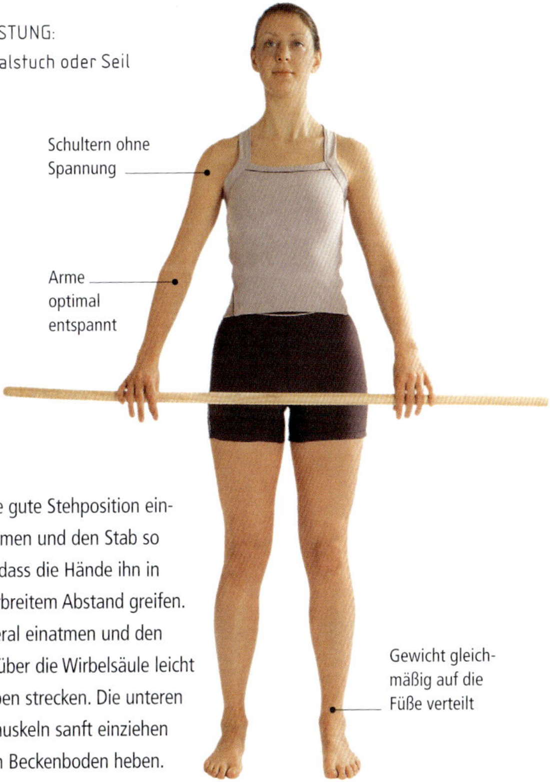

1 Eine gute Stehposition einnehmen und den Stab so halten, dass die Hände ihn in schulterbreitem Abstand greifen. Tief lateral einatmen und den Körper über die Wirbelsäule leicht nach oben strecken. Die unteren Bauchmuskeln sanft einziehen und den Beckenboden heben.

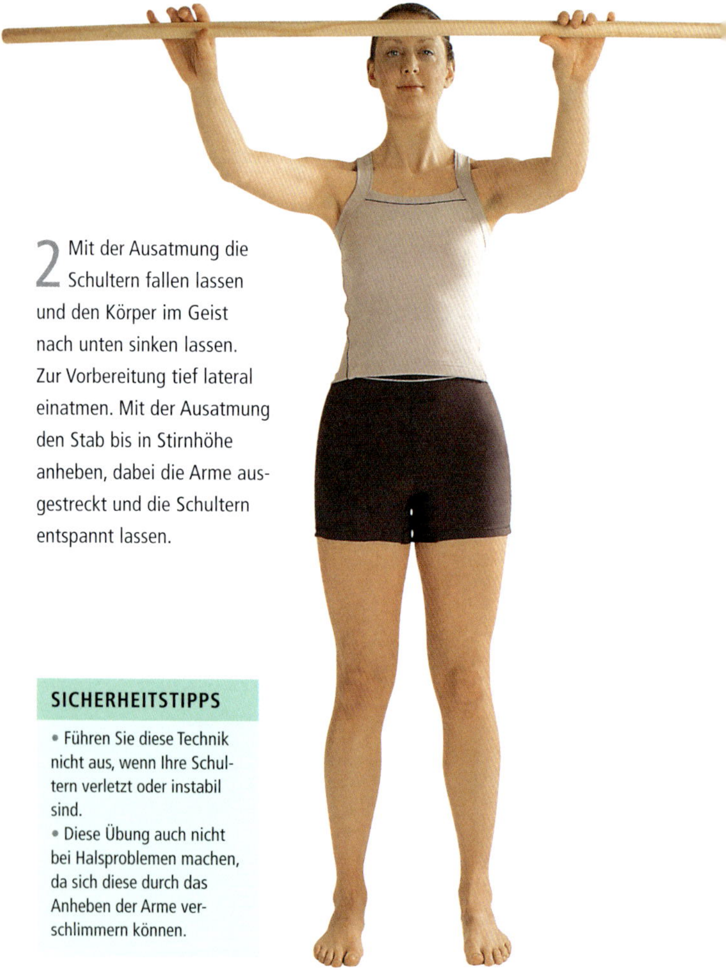

2 Mit der Ausatmung die Schultern fallen lassen und den Körper im Geist nach unten sinken lassen. Zur Vorbereitung tief lateral einatmen. Mit der Ausatmung den Stab bis in Stirnhöhe anheben, dabei die Arme ausgestreckt und die Schultern entspannt lassen.

SICHERHEITSTIPPS

- Führen Sie diese Technik nicht aus, wenn Ihre Schultern verletzt oder instabil sind.
- Diese Übung auch nicht bei Halsproblemen machen, da sich diese durch das Anheben der Arme verschlimmern können.

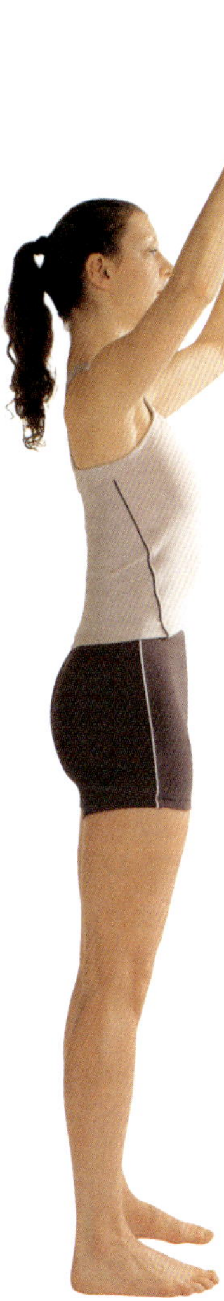

3 Einatmen und die Arme weiter heben, bis sie die maximale Streckung ohne Überanstrengung erreicht haben. Mit der Ausatmung die Arme sanft und langsam in die Ausgangsposition sinken lassen. 7- bis 10-mal wiederholen.

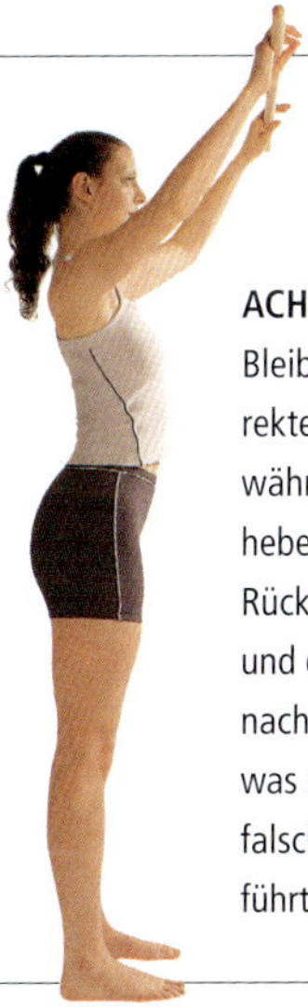

ACHTUNG

Bleiben Sie in der korrekten Stehposition, während Sie den Stab heben. Hier ist der Rücken durchgebogen und die Schultern sind nach oben gezogen, was zu Spannungen und falscher Ausrichtung führt.

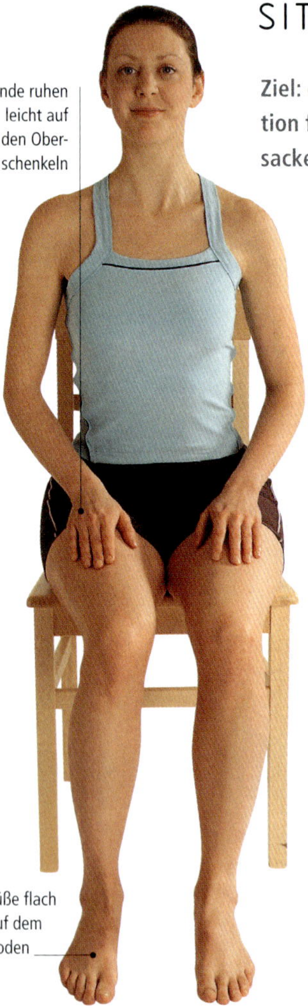

SITZPOSITION

Ziel: eine gute, entspannte Sitzposition finden. Die meisten Menschen sacken im Sitzen eher in sich zusammen, als aufrecht zu sitzen. Diese Übung lehrt den Körper wieder das aufrechte Sitzen; Sie können sie zu jeder Zeit im Sitzen durchführen.

AUSRÜSTUNG: Stuhl mit gerader Rückenlehne

1 Auf den vorderen zwei Dritteln der Sitzfläche sitzen, die Füße flach auf dem Boden und hüftbreit auseinander. (Im Alltag können Sie auch mit dem Gesäß an der Lehne sitzen, aber die vorgezogene Position wirkt der Versuchung entgegen, sich anzulehnen.) Schultern fallen lassen, Hände auf die Oberschenkel legen und den Beckenboden entspannen. Tief lateral einatmen, den Atem dabei in den Rücken und die Seiten des Brustkorbs lenken. Den Körper über die Wirbelsäule leicht nach oben strecken, um ihn aufzurichten.

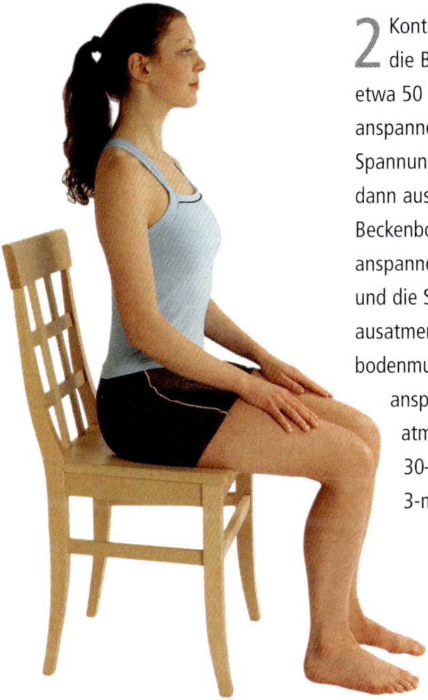

2 Kontrolliert ausatmen, dabei die Beckenbodenmuskeln zu etwa 50 % des vollen Potenzials anspannen. Beim Einatmen die Spannung im Beckenboden lösen, dann ausatmen und dabei den Beckenboden fast vollständig anspannen. Erneut einatmen und die Spannung lösen, dann ausatmen und dabei die Beckenbodenmuskeln so fest wie möglich anspannen. Ein- und ausatmen, dann entspannen. 30–60 Sekunden ausruhen. 3-mal wiederholen.

SICHERHEITSTIPPS

Halten Sie diese Position bei den ersten Versuchen nicht zu lange. Es kann eine Weile dauern, bis sich die richtige Sitzposition bequem anfühlt.

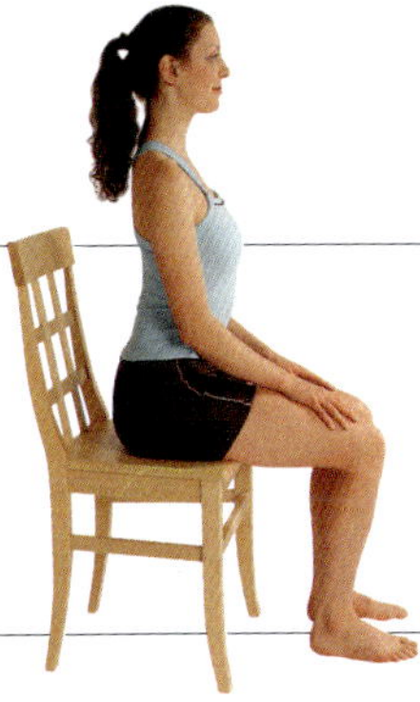

ACHTUNG

Die Wirbelsäule soll aufrecht sein, aber nicht angespannt; hier ist sie zu stark durchgebogen.

DREHUNGEN IN DER TAILLE

Ziel: die Beweglichkeit der Lendenwirbelsäule erhöhen. Die Gelenke der Lendenwirbelsäule drehen sich von links nach rechts und umgekehrt. Drehungen in der Taille führen zu mehr Beweglichkeit und senken das Risiko akuter Schmerzen im unteren Rücken.

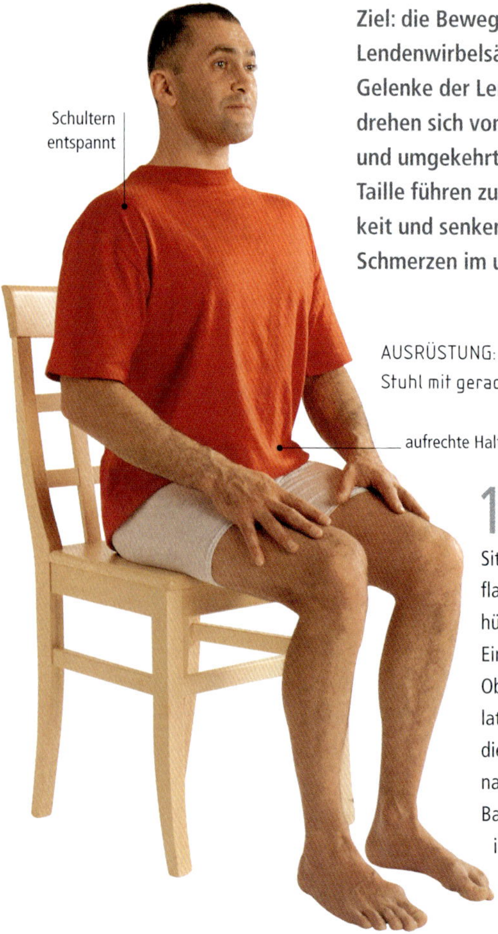

AUSRÜSTUNG:
Stuhl mit gerader Rückenlehne

1 Auf den vorderen zwei Dritteln der Sitzfläche sitzen, die Füße flach auf dem Boden und hüftbreit auseinander. Eine Hand auf jeden Oberschenkel legen. Tief lateral einatmen und die Wirbelsäule sanft nach oben strecken. Die Bauchmuskeln behutsam in Richtung Wirbelsäule schieben und den Beckenboden heben.

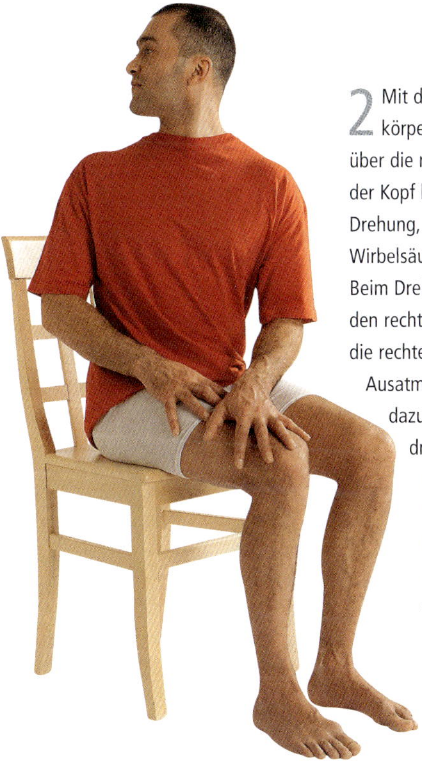

2 Mit der Einatmung den Oberkörper langsam drehen und über die rechte Schulter sehen; der Kopf beginnt dabei mit der Drehung, die sich über die gesamte Wirbelsäule nach unten fortsetzt. Beim Drehen die linke Hand auf den rechten Oberschenkel neben die rechte Hand legen. Mit der Ausatmung die Drehung lösen; dazu zuerst den Kopf zurückdrehen und den restlichen Körper folgen lassen. Wieder nach vorn sehen und die linke Hand wieder auf den linken Oberschenkel legen.

SICHERHEITSTIPPS

- Es ist bei dieser Übung wichtig, dass der untere Rücken und die Lendenwirbelsäule verletzungsfrei sind! Wenden Sie sie nicht als Heilübung bei Rückenverletzungen an.
- Schmerzlose Knackgeräusche in der Wirbelsäule rühren von der Druckentlastung der Gelenke her und haben normalerweise keine weiteren Auswirkungen.
- Verschwinden die Knackgeräusche bei regelmäßigem Üben allerdings nicht – selbst wenn sie schmerzlos sind –, dann sollten Sie medizinischen Rat einholen.

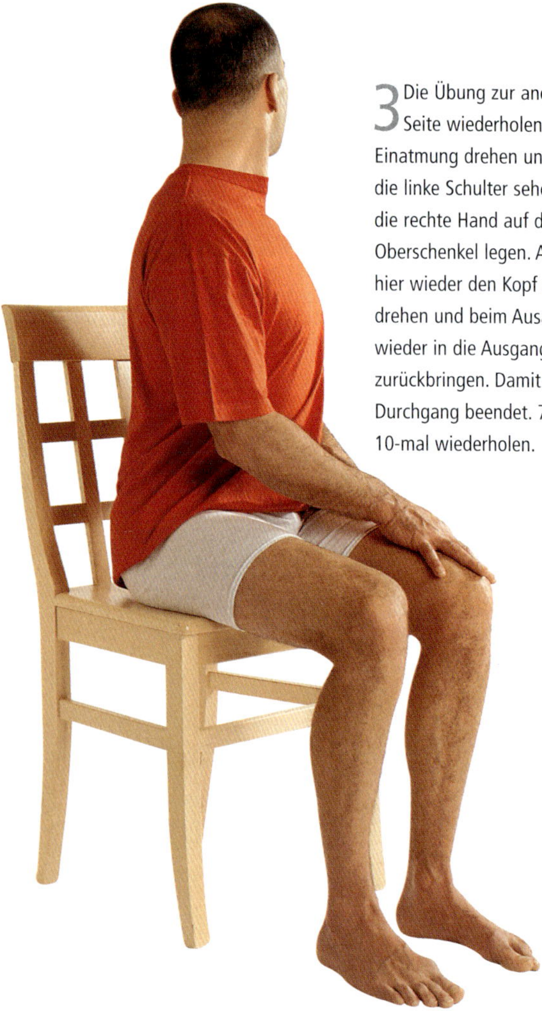

3 Die Übung zur anderen Seite wiederholen. Mit der Einatmung drehen und über die linke Schulter sehen, dabei die rechte Hand auf den linken Oberschenkel legen. Auch hier wieder den Kopf zuerst drehen und beim Ausatmen wieder in die Ausgangsposition zurückbringen. Damit ist ein Durchgang beendet. 7- bis 10-mal wiederholen.

SEITWÄRTSBEUGEN

Ziel: die Seiten des Brustkorbs dehnen und die Beweglichkeit von unterem Rücken und Lendenwirbelsäule fördern. Diese Übung trainiert auch die Taillenmuskeln und macht Sie damit beweglicher, und sie hilft dabei, die Schultermuskeln stabil zu halten.

AUSRÜSTUNG:
Stuhl mit gerader Rückenlehne

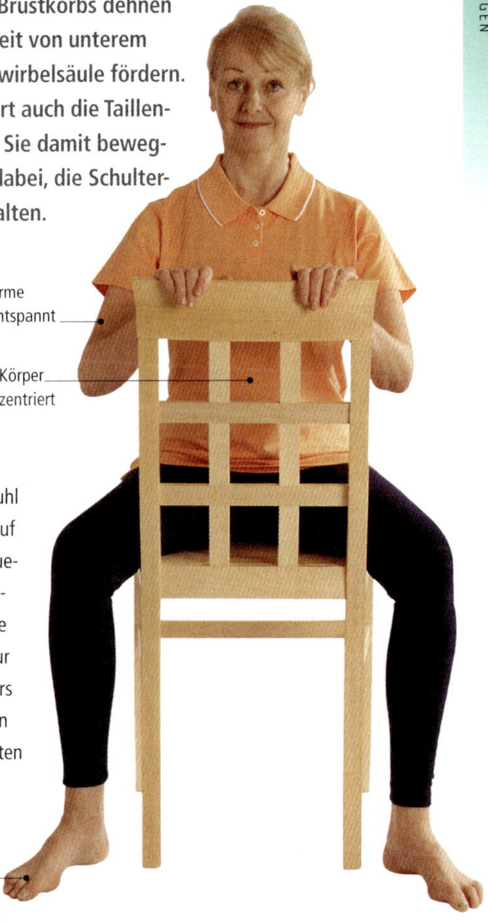

1 Rittlings verkehrt herum auf einen Stuhl setzen, die Füße flach auf dem Boden und in bequemem Abstand voneinander. Beide Hände auf die Stuhllehne legen und zur Vorbereitung des Körpers auf die Bewegung tief in den Rücken und die Seiten des Brustkorbs atmen.

2 Die Bauchmuskeln sanft in Richtung Wirbelsäule schieben und den Beckenboden heben. Mit der Ausatmung den rechten Arm über den Kopf heben, dabei die Handfläche so drehen, dass sie zur linken Körperseite zeigt. Tief lateral einatmen.

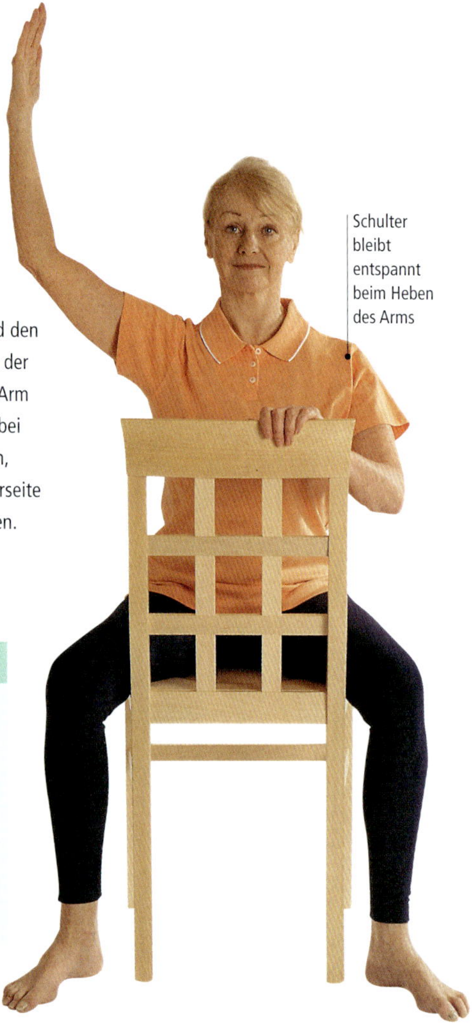

Schulter bleibt entspannt beim Heben des Arms

SICHERHEITSTIPPS

- Führen Sie diese Übung nicht aus, wenn Ihre Schultern instabil sind, Sie unter Rückenbeschwerden leiden oder kürzlich eine Verletzung erlitten haben.
- Im Zweifelsfall fragen Sie bitte einen fachkundigen Therapeuten.

3 Mit der Ausatmung den Oberkörper langsam nach links lehnen. Mit der Einatmung aufrichten und den Arm langsam sinken lassen, bis die rechte Hand wieder auf der Stuhllehne aufliegt. Auf der anderen Seite wiederholen, um den Durchgang abzuschließen. 7- bis 10-mal wiederholen.

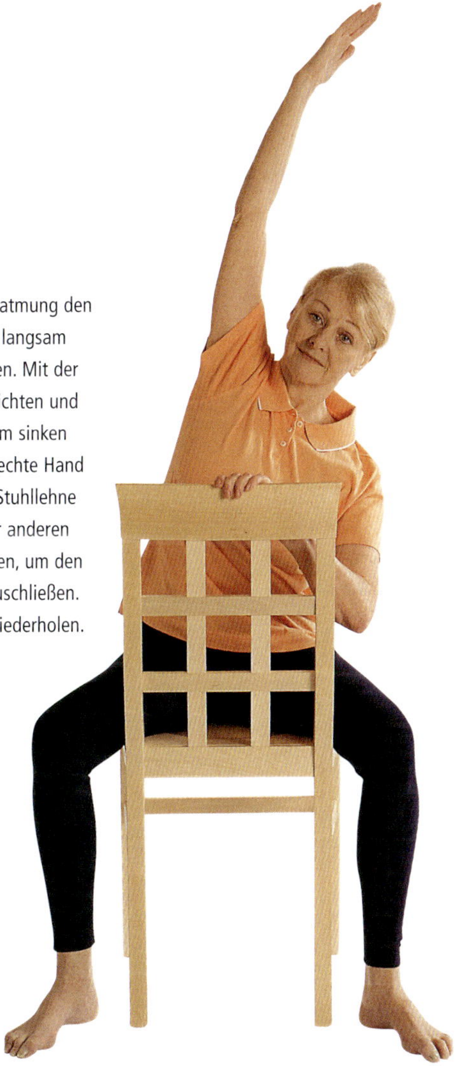

LATERALE ATMUNG

Ziel: effektive laterale Atmung üben. Die laterale Atmung ist die wirkungsvollste Form der Atmung während des Trainings und hilft bei der Erlangung einer stabileren Körperhaltung. Das Halstuch lenkt Ihre Aufmerksamkeit vom oberen Brustbereich in den Rücken und die Seiten des Brustkorbs.

AUSRÜSTUNG:
langes Halstuch oder Geschirrtuch

1 Hinknien, die Knie so eng zusammen, wie es noch angenehm ist, das Gesäß ruht auf den Fersen. Das Halstuch um das untere Drittel des Brustkorbs schlingen. Die Enden fest, aber sanft in den Händen halten, Schultern fallen lassen und die Ellbogen einige Zentimeter von den Körperseiten wegbewegen. Hände über der Brust kreuzen, um in einer fließenden Bewegung an den Tuchenden ziehen zu können.

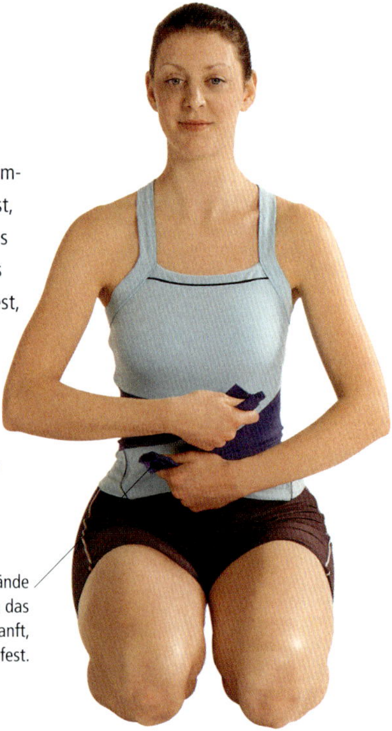

Die Hände halten das Tuch sanft, aber fest.

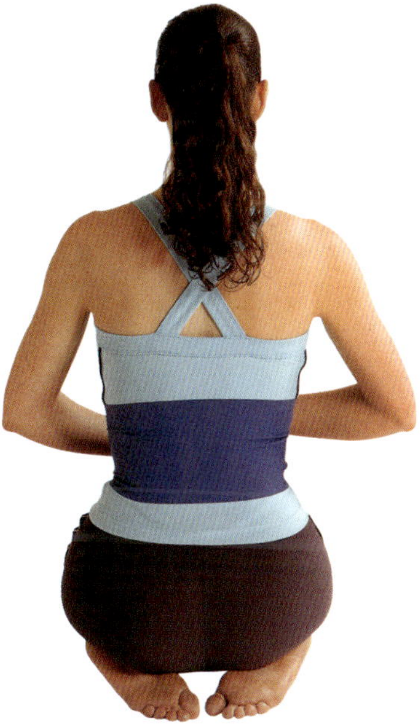

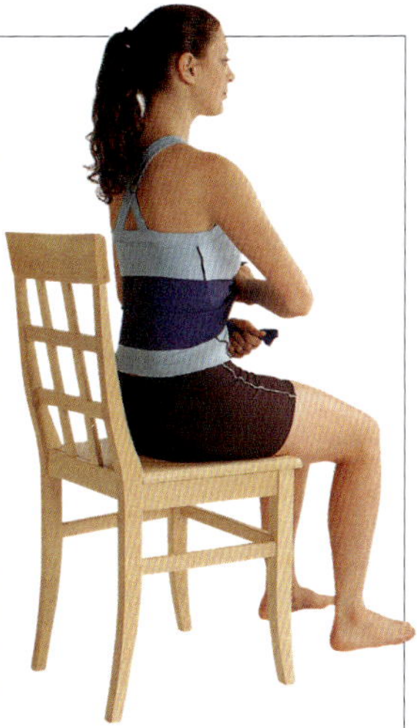

VARIATION

Empfinden Sie das Knien als unbequem, können Sie sich auch hinstellen oder auf einen Stuhl setzen.

2 Tuch sanft, aber fest halten. Tief in den Rücken und die Seiten des Brustkorbs atmen und den leichten Widerstand des Tuches spüren. Den Griff etwas lockern, sodass das Tuch sich mit der Atmung ausdehnt, aber immer noch Widerstand bietet. Mit der Ausatmung das Tuch etwas fester ziehen. Auf diese Weise wird so viel Luft aus den Lungen gedrückt wie möglich. 7- bis 10-mal wiederholen.

SICHERHEITSTIPPS

- Ältere Menschen sollten diese Übung lieber im Sitzen als im Stehen durchführen.
- Atmen Sie langsam und gleichmäßig ein und aus. Sollten Sie ein Schwindelgefühl verspüren, unterbrechen Sie die Übung und atmen Sie normal.

NEUTRALE BECKENPOSITION

Ziel: die entspannteste und neutralste Ruheposition für Hüften und Rücken finden. Diese Übung hilft Ihnen, einen Entspannungspunkt tief in Hüften und Becken zu finden, der den Körper in seine natürliche Ausrichtung bringt und die Gelenke am wenigsten belastet. Haben Sie die neutrale Beckenposition gefunden, integrieren Sie sie in alle Übungen.

AUSRÜSTUNG: gefaltetes Handtuch oder kleines Kissen

SICHERHEITSTIPPS

Wenn Sie beim Dehnen des unteren Rückens und beim Aktivieren der Bauchmuskeln Schmerzen verspüren, unterbrechen Sie die Übung sofort. Konsultieren Sie einen Arzt, bevor Sie weitermachen.

1 Auf den Rücken legen, mit einem Kissen unter dem Kopf, damit der Hals entspannt und gerade bleibt. Knie beugen, die Füße mit ein wenig Abstand voneinander flach auf dem Boden. Den unteren Rücken – so weit, wie es noch bequem ist – in Richtung Boden senken und die Bauchmuskeln sanft einziehen. Spannungsaufbau spüren, dann die Spannung lösen.

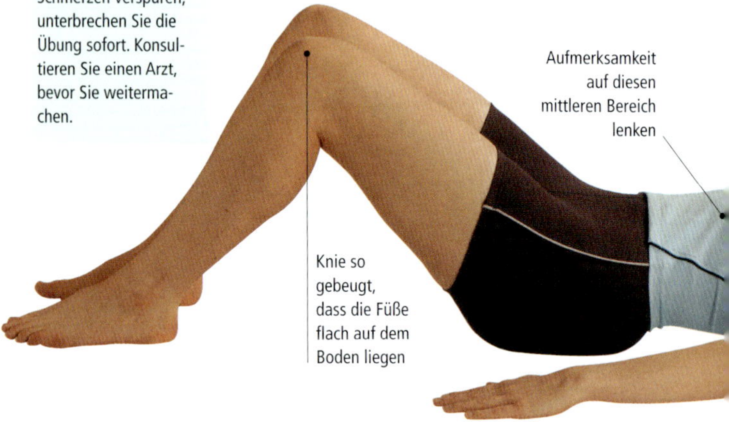

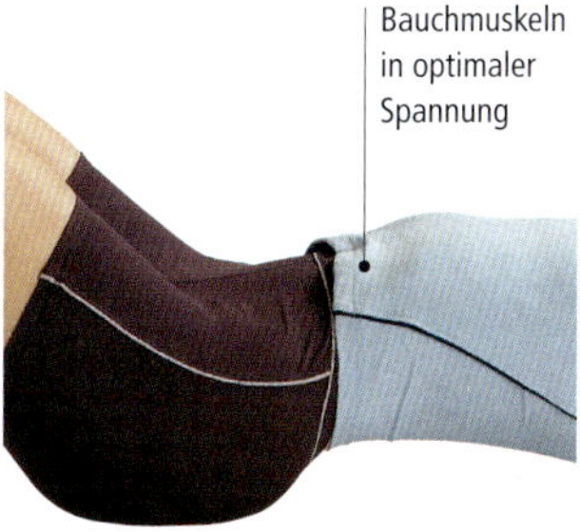

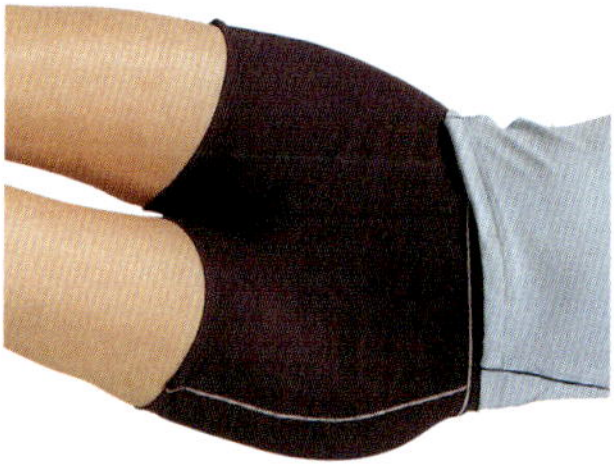

2 Gegenbewegung ausführen: Den Rücken sanft nach oben biegen, wieder so weit, wie es ohne Anstrengung möglich ist. Spannungsaufbau spüren, dann die Spannung lösen. Nun den entspannten, zentralen Punkt zwischen diesen beiden Extrempositionen suchen.

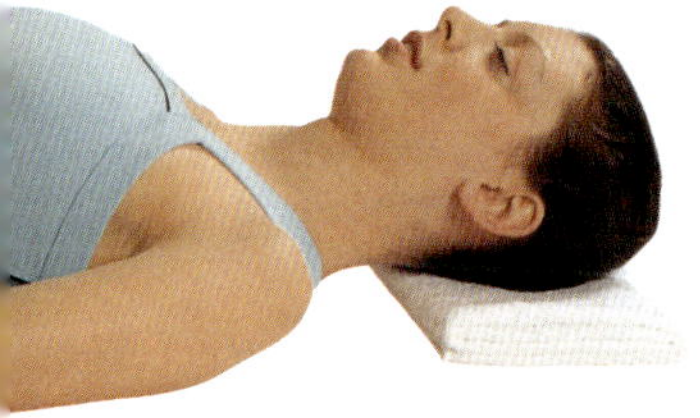

3 Die rechte Hüfte näher an die unteren rechten Rippen schieben und dabei anspannen. Spannung lösen. Dann die linke Hüfte näher an die unteren linken Rippen schieben. Spannung sanft wieder lösen. Den entspannten Zentrierpunkt zwischen der rechten und der linken Seite des Beckens suchen.

4 Mit diesen Bewegungen arbeiten, bis Sie eine entspannte Hüftposition finden – gesucht wird ein neutraler Bereich zwischen allen vier Bewegungen. Mithilfe dieser Beckenposition lassen sich die anderen Übungen in diesem Buch angenehmer und einfacher durchführen. Sie hilft auch, die allgemeine Körperhaltung zu verbessern, und macht die Bedeutung der mittleren Körperregion für Stabilität, Beweglichkeit und Kraft erfahrbar.

ENTSPANNUNGSPOSITION

Ziel: Geist und Körper in Vorbereitung auf das Training entspannt zusammenbringen. Jede Bodenübung beginnt mit der Entspannungsposition, um die Muskeln in einen Zustand optimaler Entspannung zu bringen anstelle der leichten Anspannung, die zu uneffektiven Bewegungen führt. In dieser Position werden die Übungen auch beendet.

AUSRÜSTUNG: gefaltetes Handtuch oder kleines Kissen zum Unterlegen unter den Hinterkopf

Hände ruhen leicht auf dem Bauch

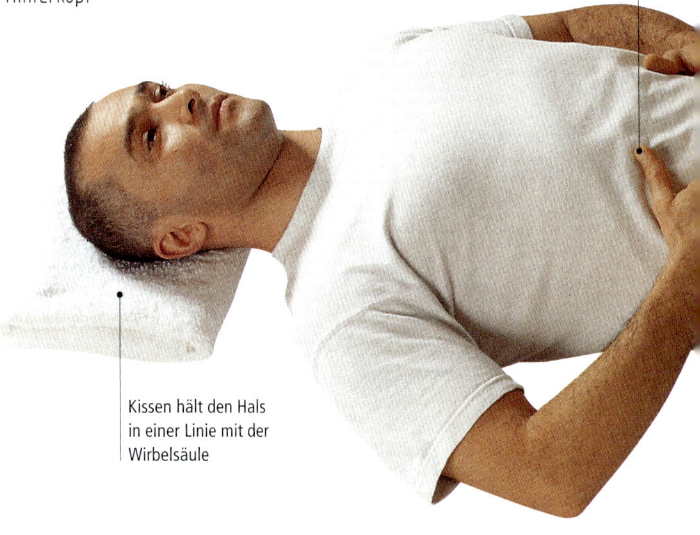

Kissen hält den Hals in einer Linie mit der Wirbelsäule

1 Auf den Rücken legen, mit einem Handtuch oder Kissen unter dem Kopf, damit der Hals gerade und entspannt bleibt. Knie so weit beugen, bis eine bequeme Position erreicht ist. Die Füße stehen parallel und einige Zentimeter auseinander. Hände auf den Bauch legen und den Körper in der Vorstellung länger und breiter werden lassen. Den Boden spüren und den Körper hineinsinken lassen. Auf die Füße konzentrieren, wie sie sich in den Boden hinein entspannen, dann durch den Körper nach oben wandern und nacheinander Waden und Oberschenkel, Becken, Rücken, Hals und Hinterkopf entspannen.

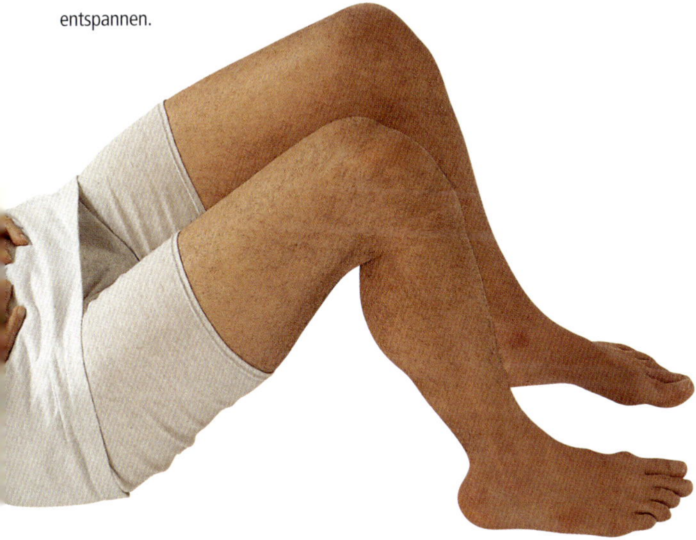

SICHERHEITSTIPPS

- Bleiben Sie beim ersten Mal nicht länger als 5 Minuten in der Entspannungsposition, sonst fällt Ihnen das Aufstehen vom Boden möglicherweise zu schwer.
- Beginnen Sie mit 5 Minuten täglich und steigern Sie sich in der 2. Woche auf 10 Minuten.
- Um aus dieser Position aufzustehen, rollen Sie sich auf die Seite, gehen Sie in den Vierfüßlerstand und stehen Sie über den Kniestand auf.

ENTSPANNUNGSPOSITION UND ATMUNG

Ziel: laterale oder Brustkorbatmung mit der Entspannungsposition kombinieren. Mit dieser Übung können Sie im Liegen an Ihrer Atmung arbeiten. Das Auflegen der Hände auf den unteren Brustkorb lenkt den Atem an die richtige Stelle. Wenn Sie sich an die laterale Atmung gewöhnt haben, können Sie diese Übung über längere Zeiträume hinweg ausführen.

SICHERHEITSTIPPS

- Falls Ihr Rücken in dieser Position steif wird oder schmerzt, nehmen Sie behutsam die Knie an die Brust und rollen Sie sich auf die Seite, um verletzungsfrei aus der Position herauszugehen.
- Atmen Sie nicht zu schnell oder zu tief, wenn Sie gerade erst mit der Übung beginnen.
- Setzt ein Schwindelgefühl ein, atmen Sie normal weiter, aber bleiben Sie mindestens noch eine Minute in der Entspannungsposition, bevor Sie sich auf die Seite rollen und aufstehen.

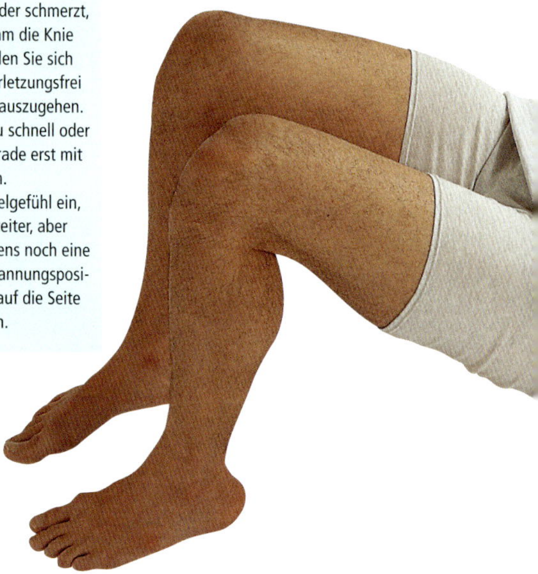

1 In der Entspannungsposition hinlegen, mit einem Handtuch oder Kissen unter dem Kopf. Darauf achten, dass der Hals sich frei beweglich und angenehm anfühlt und in einer Linie mit der Wirbelsäule liegt – möglicherweise müssen Sie mit verschiedenen Handtuchstärken experimentieren, bis Sie die für Sie richtige Position gefunden haben. Die Hände sanft auf das untere Drittel des Brustkorbs legen. Tief und langsam in den Rücken und die Seiten des unteren Brustkorbs atmen und spüren, wie er sich unter den Händen weitet und sanft in Richtung Boden absinkt. Dann langsam und kontrolliert ausatmen, dabei spüren, wie die Rippen sich unter den Händen zusammenziehen, und sie nach unten entspannen. 7- bis 10-mal wiederholen, dabei das Becken in neutraler Position halten.

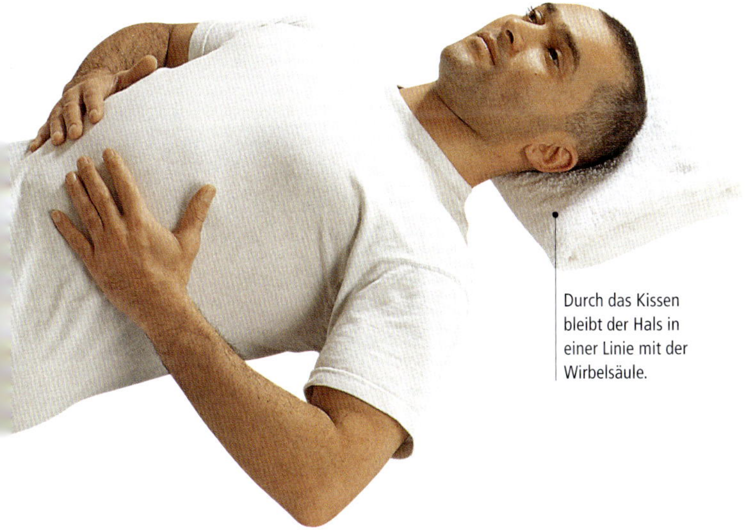

Durch das Kissen bleibt der Hals in einer Linie mit der Wirbelsäule.

ENTSPANNUNGSPOSITION, ATMUNG UND STABILISIERUNG

Ziel: Entspannungsposition, Atmung und Stabilisierung langsam kombinieren, um eine gute Grundlage für alle zukünftigen Übungen und die allgemeine Körperhaltung zu entwickeln. Wenn Sie lernen, während der Atmung die Rumpfmitte zu kontrollieren, verbessern Sie damit die Stabilität Ihres Körperzentrums, einer der Schlüsselfaktoren der Pilates-Methode.

AUSRÜSTUNG: gefaltetes Handtuch oder kleines Kissen zum Unterlegen unter den Hinterkopf

1 In der Entspannungsposition beginnen und darauf achten, dass der Hals bequem gelagert ist. Beide Hände auf die Hüften legen, die Fingerspitzen aneinander, leicht nach unten zeigend und bei oder auf dem Schambein aufliegend. Darauf achten, dass Becken und Hüften bequem in der neutralen Position ruhen (falls erforderlich, die Übung zur neutralen Beckenposition von Seite 78–79 durchführen).

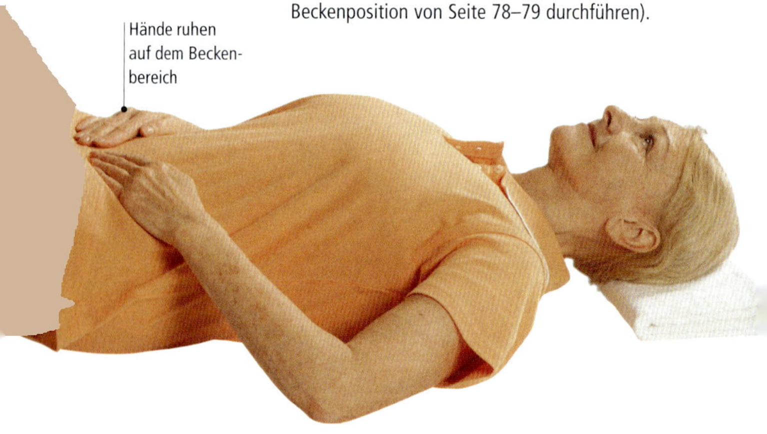

Hände ruhen auf dem Beckenbereich

2 Einige kontrollierte, tiefe Atemzüge ausführen, dabei entspannt bleiben. Dann die Hände zum unteren Brustkorb gleiten lassen, ohne den Körperkontakt zu unterbrechen. Tief in die Seiten der unteren Rippen und in den Boden atmen, dabei spüren, wie der Brustkorb sich nach außen und unten ausdehnt.

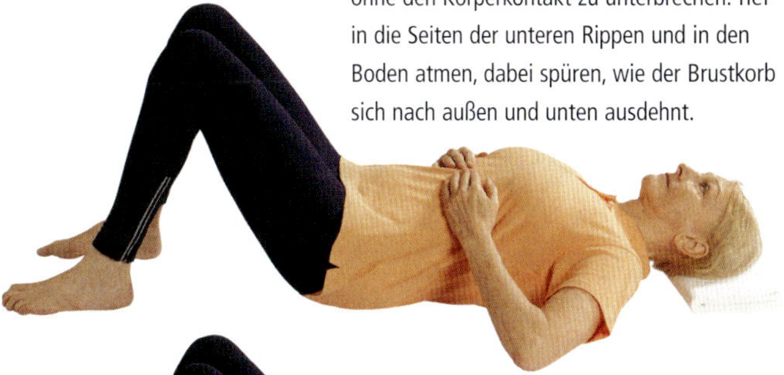

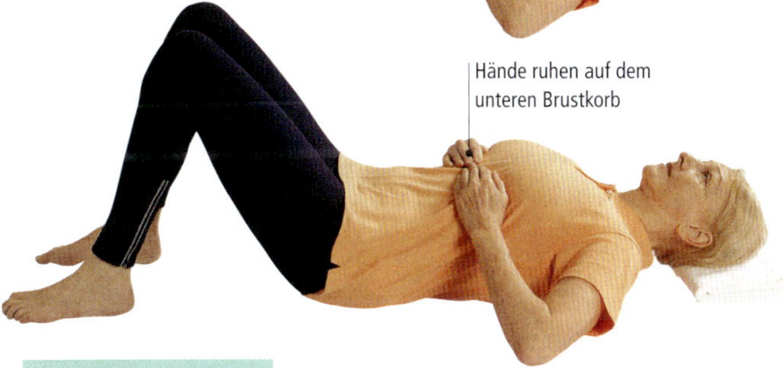

Hände ruhen auf dem unteren Brustkorb

SICHERHEITSTIPPS

- Alle Bewegungen zu Beginn sehr klein ausführen. So verhindern Sie eine Überanstrengung.
- Eventuell vernehmen Sie im unteren oder mittleren Rücken ein Knacken. Das ist normal; fahren Sie fort, sofern Sie keine Schmerzen verspüren.

3 Mit der Ausatmung den Beckenboden anheben und die unteren Bauchmuskeln leicht einziehen. Das Becken in der neutralen Position halten, einatmen und entspannen. 7- bis 10-mal wiederholen. Wenn Sie diese Technik beherrschen, sollten Sie während des Ein- und Ausatmens das Becken in der neutralen Position halten, den Muskeltonus im Beckenboden beibehalten und die unteren Bauchmuskeln einziehen.

RÜCKENSCHWIMMEN

Ziel: Weiterentwicklung der koordinierten Bewegung fördern. Joseph Pilates hätte diese Bewegung in der Rehabilitation von Patienten mit neurologischen Verletzungen eingesetzt. Auch Gesunde profitieren von ihr, da die abwechselnde Hand-Fuß-Koordination effizientere koordinierte Bewegungen unterstützt.

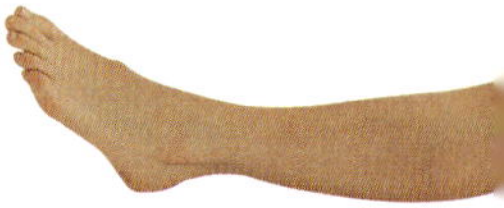

AUSRÜSTUNG: gefaltetes Handtuch oder kleines Kissen zum Unterlegen unter den Hinterkopf

1 In der Entspannungsposition beginnen. Das Becken in neutrale Position bringen, die Bauchmuskeln sanft in Richtung Wirbelsäule ziehen und den Beckenboden heben. Mit der Ausatmung den linken Fuß über den Boden gleiten lassen, bis das Bein ausgestreckt auf dem Boden liegt, und den rechten Arm in einer flüssigen Bewegung wie beim Rückenschwimmen über den Kopf heben, bis er auf dem Boden hinter dem Kopf liegt oder sich zumindest so nahe über dem Boden befindet, wie es noch bequem ist.

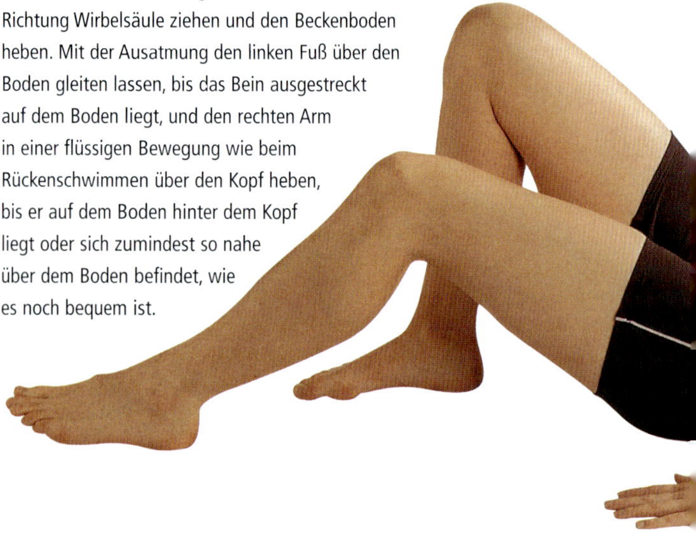

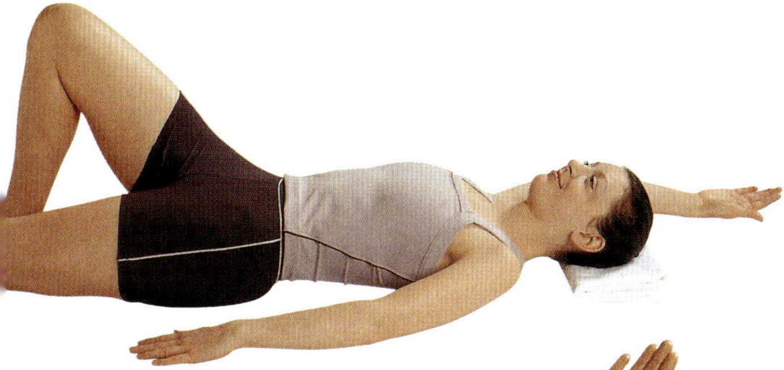

2 Mit der Einatmung das linke Bein und den rechten Arm in einer fließenden Bewegung langsam wieder in die Ausgangsposition zurückbringen. Die Bewegungen nicht zu schnell oder plötzlich durchführen – dies kann bei Ungeübten Muskelzerrungen verursachen.

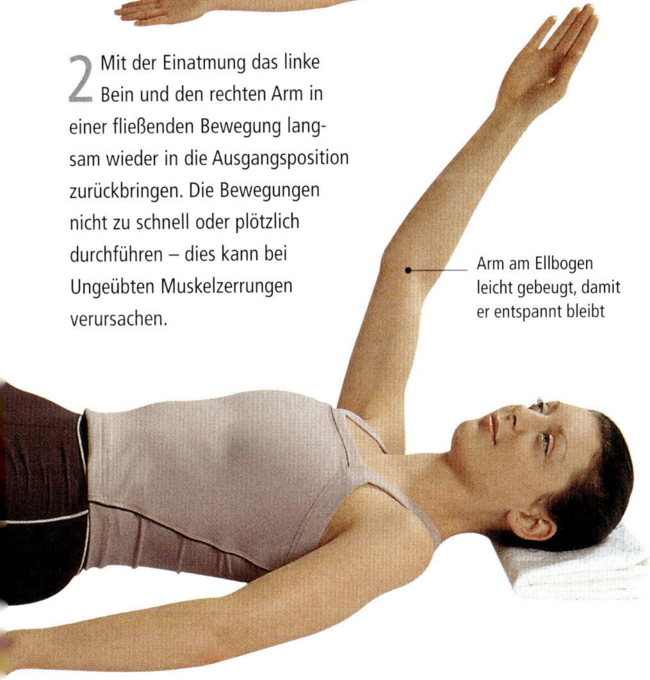

3 Mit der nächsten Ausatmung auf der anderen Seite wiederholen: Das rechte Bein in einer gleitenden Bewegung ausstrecken und den linken Arm über den Kopf heben, bis er auf dem Boden liegt oder so nah über dem Boden, wie es bequem möglich ist. Den Arm leicht gebeugt und entspannt halten und nicht mit Kraft auf den Boden drücken. Damit ist ein Durchgang abgeschlossen. Die Übung 7- bis 10-mal wiederholen.

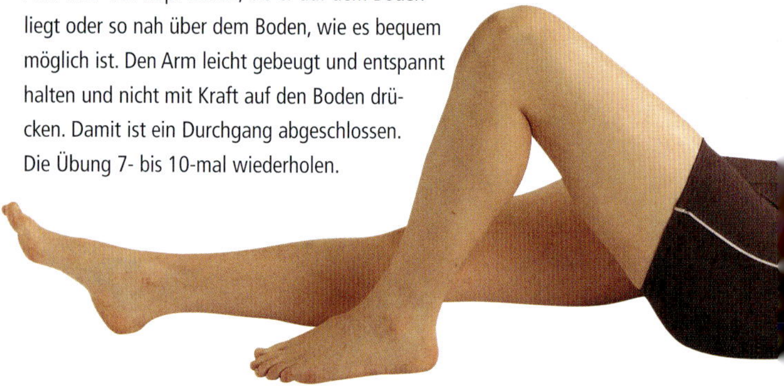

ACHTUNG

Ein Überdehnen des Arms führt zu Spannungen in den Schultern und bringt den Körper aus seiner Ausrichtung. Hier ist auch das Becken nicht mehr horizontal ausgerichtet, der Rücken ist übermäßig durchgebogen und der Kopf ist zu einer Seite gekippt.

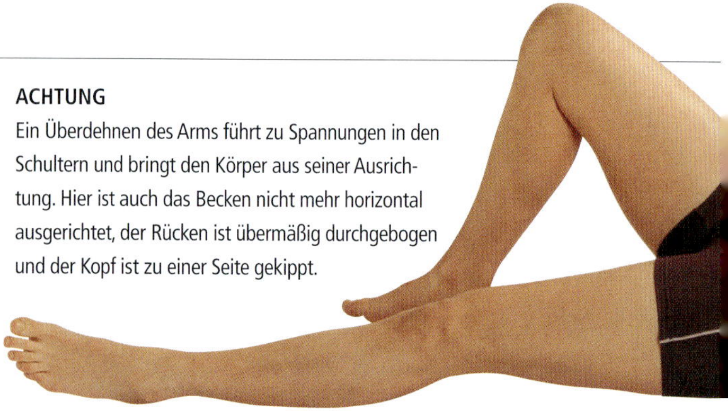

SICHERHEITSTIPPS

- Der untere Rücken möchte sich bei dieser Übung möglicherweise nach oben durchbiegen; halten Sie das Becken jedoch in der neutralen Position.
- Durch das Zurückbewegen des Arms erhöhen Sie die Spannung in den Bauchmuskeln. Beginnen und beenden Sie die Bewegung langsam.

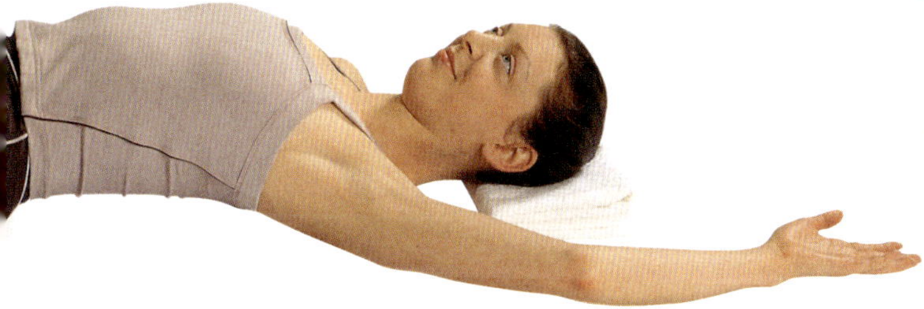

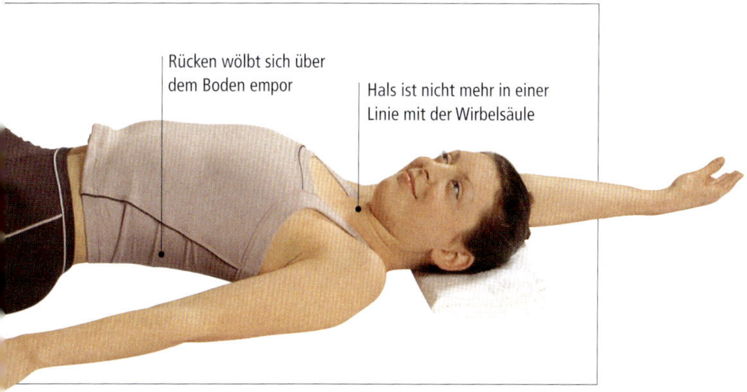

OBERKÖRPERKONTROLLE

Ziel: eine gute Kontrolle über die Arme entwickeln und dabei Stabilität und Ausrichtung beibehalten. In dieser Übung lernen Sie, die Arme zu bewegen, während Sie die Schulterblätter nach unten ziehen. Mit der Zeit entwickeln Sie so eine gute Kontrolle über den Oberkörper, die Ihnen bei anderen Übungen und im Alltag hilft.

AUSRÜSTUNG: gefaltetes Handtuch oder kleines Kissen zum Unterlegen unter den Hinterkopf

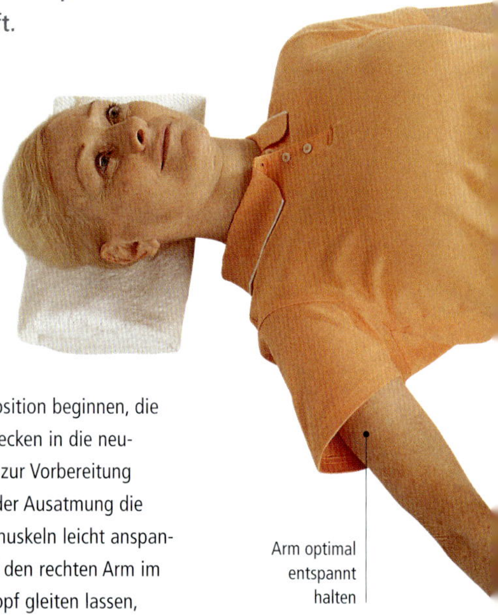

Arm optimal entspannt halten

1 In der Entspannungsposition beginnen, die Arme an den Seiten. Becken in die neutrale Position bringen und zur Vorbereitung tief lateral einatmen. Mit der Ausatmung die Bauch- und Beckenbodenmuskeln leicht anspannen. Weiter ausatmen und den rechten Arm im Halbkreis bis hinter den Kopf gleiten lassen, dabei die Handfläche nach oben drehen und das Schulterblatt leicht nach unten ziehen. Den Ellbogen leicht gebeugt halten, damit Arm und Schulter entspannt bleiben.

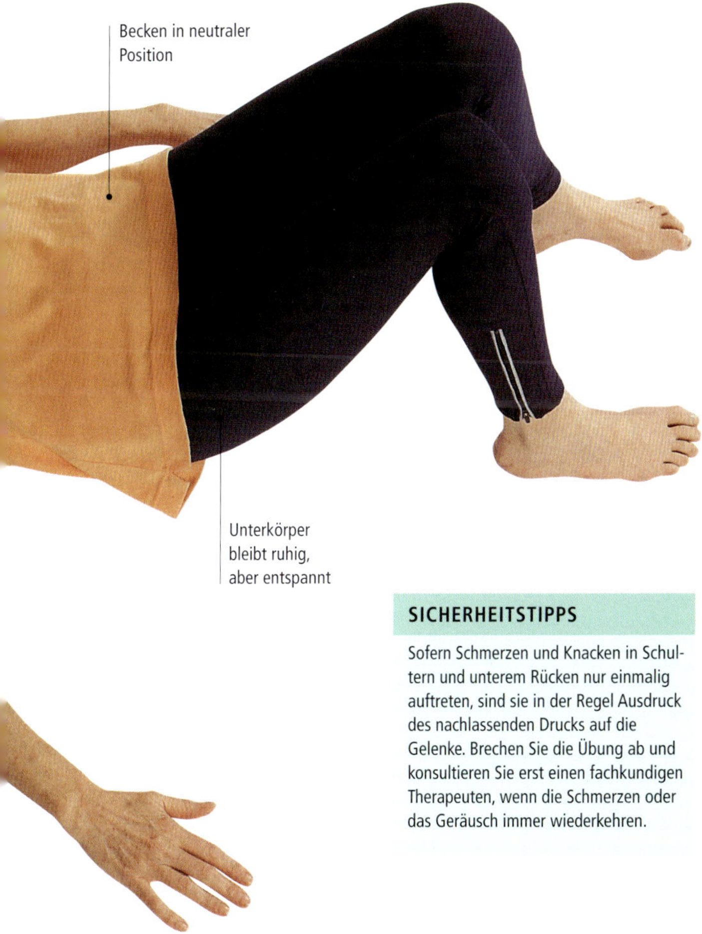

SICHERHEITSTIPPS

Sofern Schmerzen und Knacken in Schultern und unterem Rücken nur einmalig auftreten, sind sie in der Regel Ausdruck des nachlassenden Drucks auf die Gelenke. Brechen Sie die Übung ab und konsultieren Sie erst einen fachkundigen Therapeuten, wenn die Schmerzen oder das Geräusch immer wiederkehren.

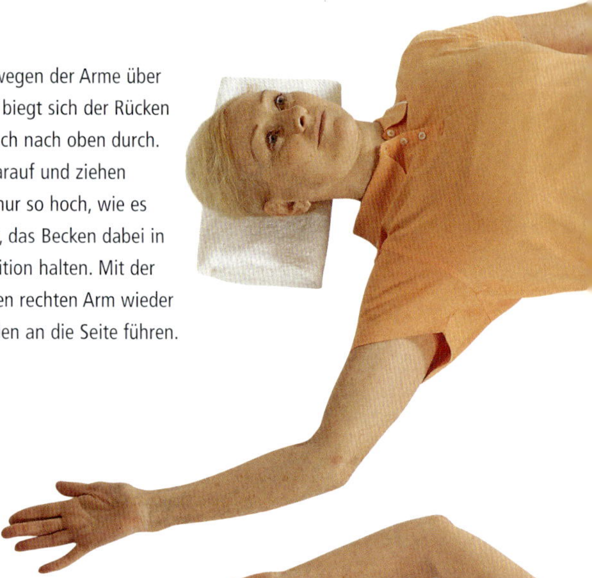

2 Beim Bewegen der Arme über den Kopf biegt sich der Rücken oft automatisch nach oben durch. Achten Sie darauf und ziehen Sie den Arm nur so hoch, wie es bequem geht, das Becken dabei in neutraler Position halten. Mit der Einatmung den rechten Arm wieder über den Boden an die Seite führen.

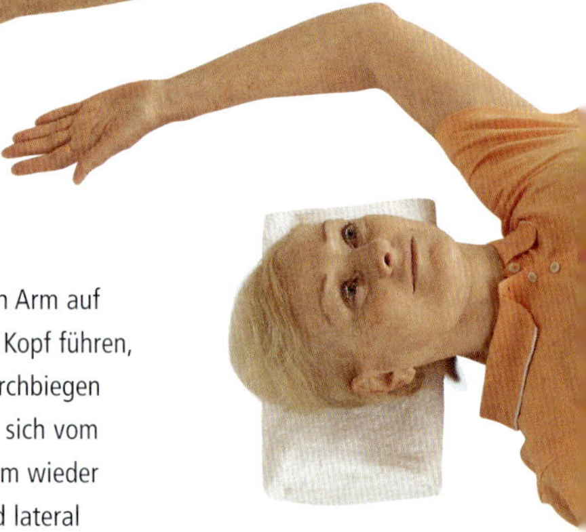

3 Mit der Ausatmung den linken Arm auf dieselbe Weise bis hinter den Kopf führen, auch dabei den Rücken weder durchbiegen noch zulassen, dass die Schultern sich vom Boden heben. Dann den linken Arm wieder an die Seite führen, dabei tief und lateral einatmen. Damit ist ein Durchgang beendet. 7- bis 10-mal wiederholen.

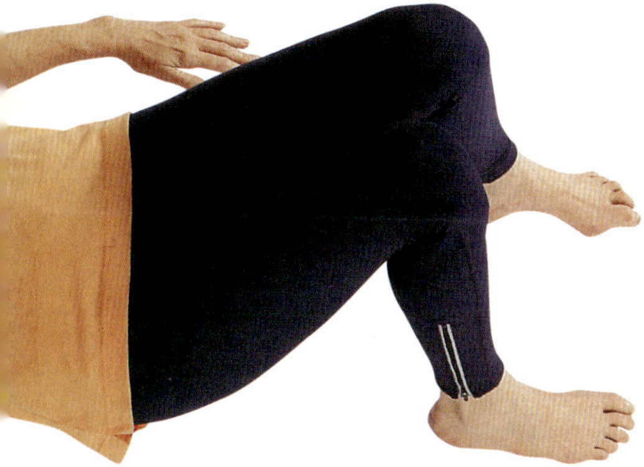

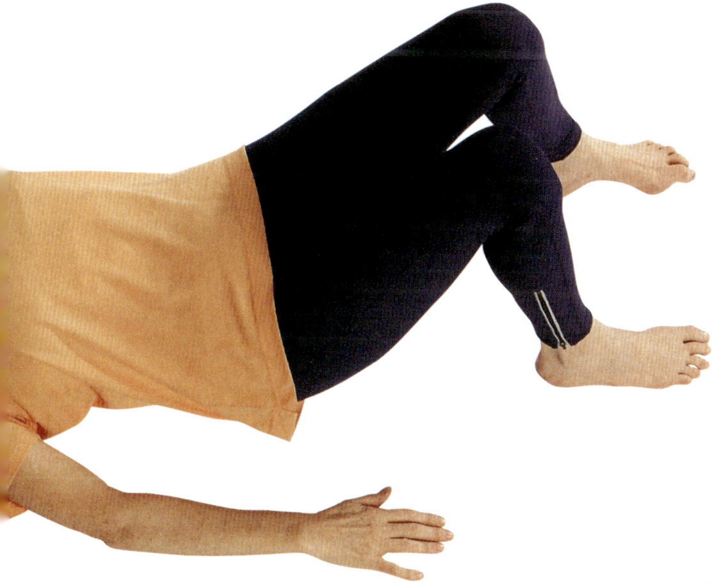

NACKENROLLEN

Ziel: die Spannung in den Drehmuskeln im Hals lösen. In dieser Übung lernen Sie, den Hals richtig zu bewegen und dabei Kopf, Hals und Wirbelsäule in einer Linie zu halten. Sie fördert außerdem die Stabilität der Schultern und das Herabziehen der Schulterblätter zum Rücken, ein wichtiger Aspekt der Stabilisierung.

AUSRÜSTUNG: gefaltetes Handtuch oder kleines Kissen zum Unterlegen unter den Hinterkopf

1 Die Übung in der Entspannungsposition beginnen, die Hände je nach Bequemlichkeitsempfinden an den Seiten oder auf dem Bauch. Vor Übungsbeginn überprüfen, ob die Ausrichtung korrekt ist. Außerdem sicherstellen, dass Kopf und Hals gerade und entspannt sind. Die Aufmerksamkeit auf das Becken lenken und überprüfen, ob es sich in der neutralen Position befindet. Zur Vorbereitung auf die entspannte Bewegung kontrolliert und tief in den Rücken und die Seiten des unteren Brustkorbs einatmen.

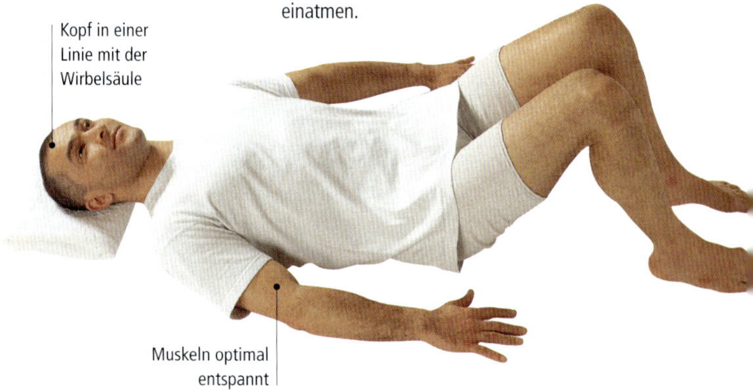

2 Mit dem Ausatmen den Kopf nach rechts drehen, dabei den Körper möglichst entspannt und die Wirbelsäule korrekt ausgerichtet lassen.

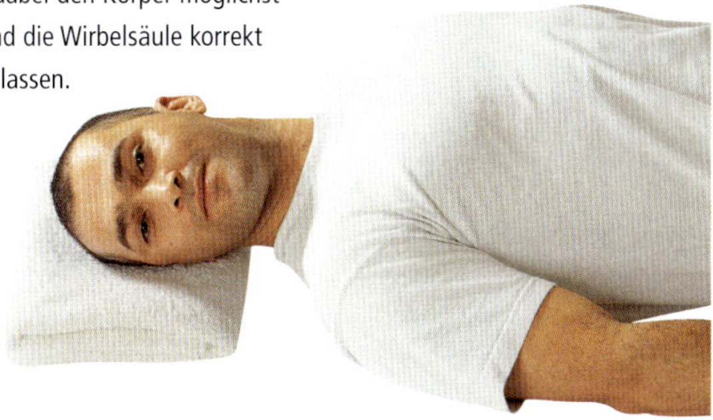

3 Einatmen und den Kopf wieder in die Ausgangsstellung zurückbringen, dann langsam wieder ausatmen und den Kopf nach links drehen. Mit der Einatmung den Kopf wieder in die Ausgangsstellung bringen. Damit ist ein Durchgang beendet. 7- bis 10-mal wiederholen.

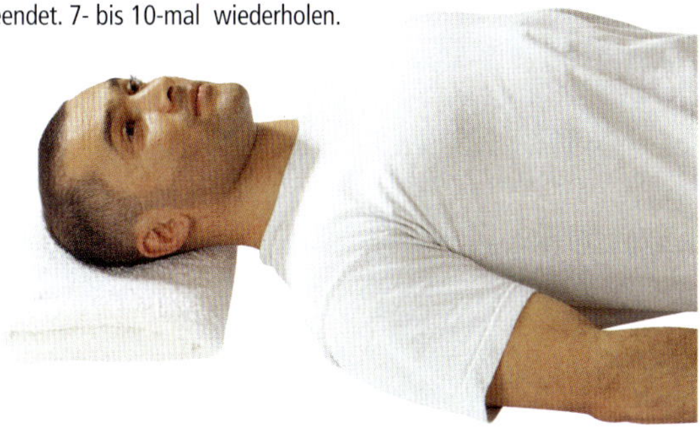

SICHERHEITSTIPPS

- Bei diesen Übungen könnten Sie im Nacken Knackgeräusche hören. Im Allgemeinen sind diese Geräusche eher harmlos, aber falls Sie gleichzeitig Schmerzen verspüren, hören Sie sofort auf.
- Sollten Sie ein Kribbeln in Händen oder Füßen spüren, brechen Sie die Übung ebenfalls ab.

KINN ANZIEHEN – NACKENDEHNUNG

Ziel: die Muskeln und Gelenke im Hals dehnen und lockern. Wie in der vorigen Übung lernen Sie hier, den Hals effektiv zu bewegen und gleichzeitig die Körperstabilität und die korrekte Ausrichtung von Wirbelsäule, Kopf und Hals beizubehalten. Hier können Sie auch gut üben, die Schultern entspannt zu halten, während Sie Kopf und Hals bewegen.

AUSRÜSTUNG: gefaltetes Handtuch oder kleines Kissen zum Unterlegen unter den Hinterkopf

1 In der Entspannungsposition hinlegen, die Hände auf dem Bauch oder neben dem Körper. Langsam in den Rücken und die Seiten des unteren Brustkorbs atmen und das Kinn langsam in Richtung Hals bewegen, dabei den Hinterkopf auf dem Kissen lassen. Der Nacken wird bei dieser Übung sanft gedehnt. Wenn sich die Spannung auf ein noch angenehmes Maß aufgebaut hat, die Bewegung beenden und in diese Haltung hinein entspannen.

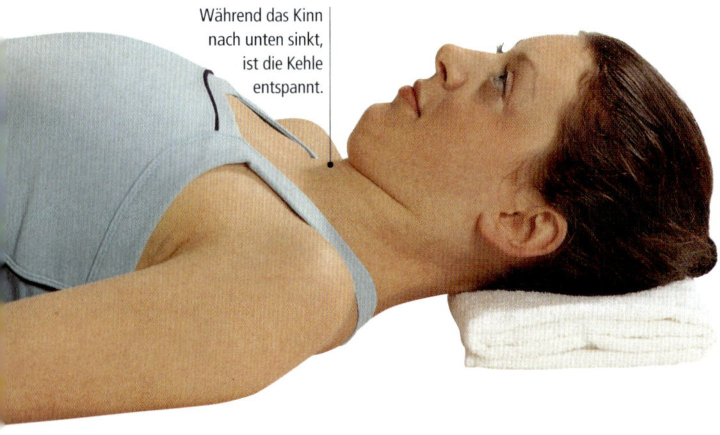

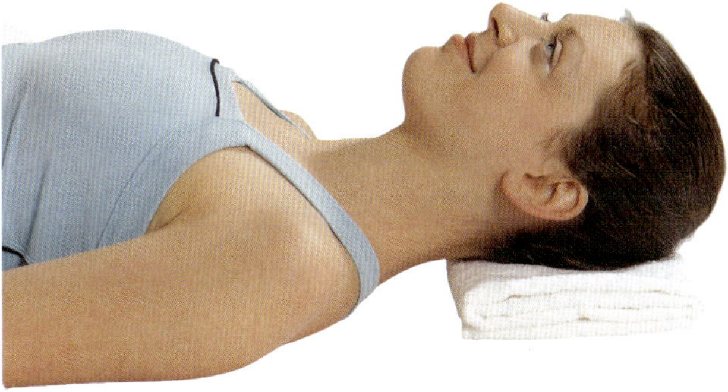

2 Mit der langsamen, kontrollierten Ausatmung den Kopf wieder in die neutrale Ausgangsposition bringen. Etwa 30 Sekunden ausruhen und dabei prüfen, ob die Atmung entspannt und die Ausrichtung noch korrekt ist. Diese Ruhepause verhindert zudem eine stetige, pulsierende Bewegung, durch die Spannungen im Hals aufgebaut werden könnten. Die Dehnung 7- bis 10-mal wiederholen, dabei jedes Mal die Ruhepause integrieren.

SICHERHEITSTIPPS

- Sie sollten keine Schmerzen im Hals verspüren.
- Wenn Sie ein Knacken vernehmen, kehren Sie in die Ausgangsposition zurück. Wiederholen Sie die Bewegung, aber beenden Sie sie, bevor es erneut knackt. Bei Schmerzen holen Sie bitte medizinischen Rat ein.

ACHTUNG

Die Schultern müssen entspannt bleiben, wenn Sie das Kinn nach unten schieben. Hier sind die Schultern hochgerutscht und der Hals kann sich nicht richtig strecken.

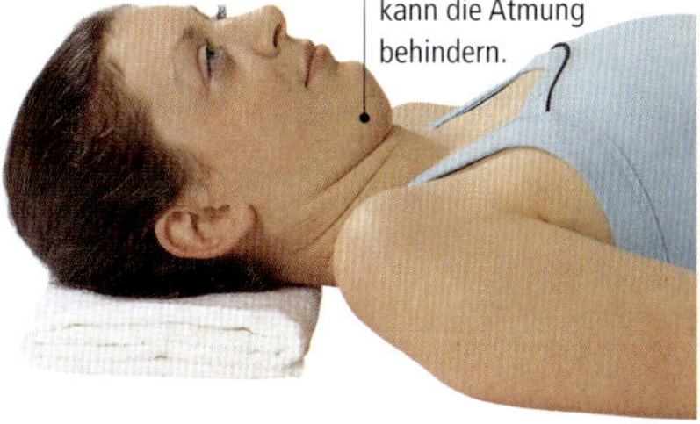

BRUST-ARM-ÖFFNUNG

AUSRÜSTUNG:
zwei kleine Kissen oder Handtücher zum Unterlegen unter den Kopf und zum Einstecken zwischen die Knie

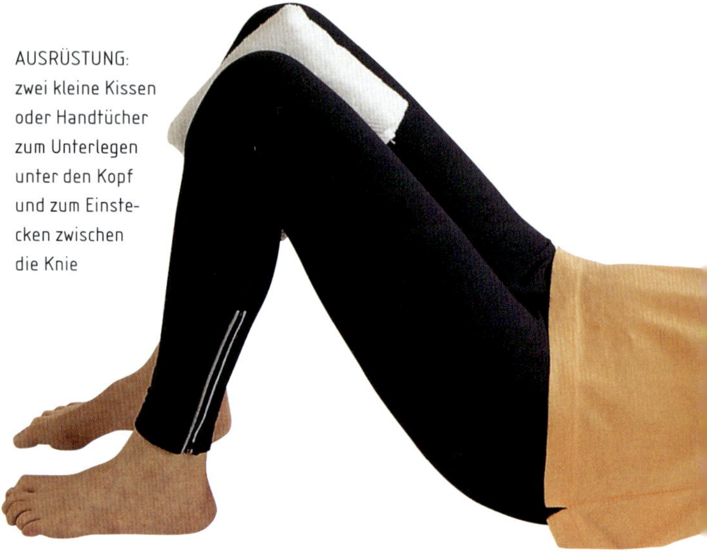

Ziel: gute Dehnbewegung für Brustmuskeln, obere Rippen und Schlüsselbein. Zusätzlich dreht diese Technik die obere Wirbelsäule und dehnt die Nackenmuskeln; hier üben Sie fließende Bewegungen und die Koordination der Atmung mit den Bewegungen. Denken Sie daran, dass es gefährlich sein kann, die Wirbelsäule über das angenehme Maß hinaus in eine Bewegung zu zwingen.

1 In der Entspannungsposition mit einem Kissen oder Handtuch unter dem Kopf beginnen. Ein zweites Kissen oder gefaltetes Handtuch zwischen die Knie stecken und 30 Sekunden entspannen. Die Arme im rechten Winkel seitlich ausstrecken und tief lateral einatmen.

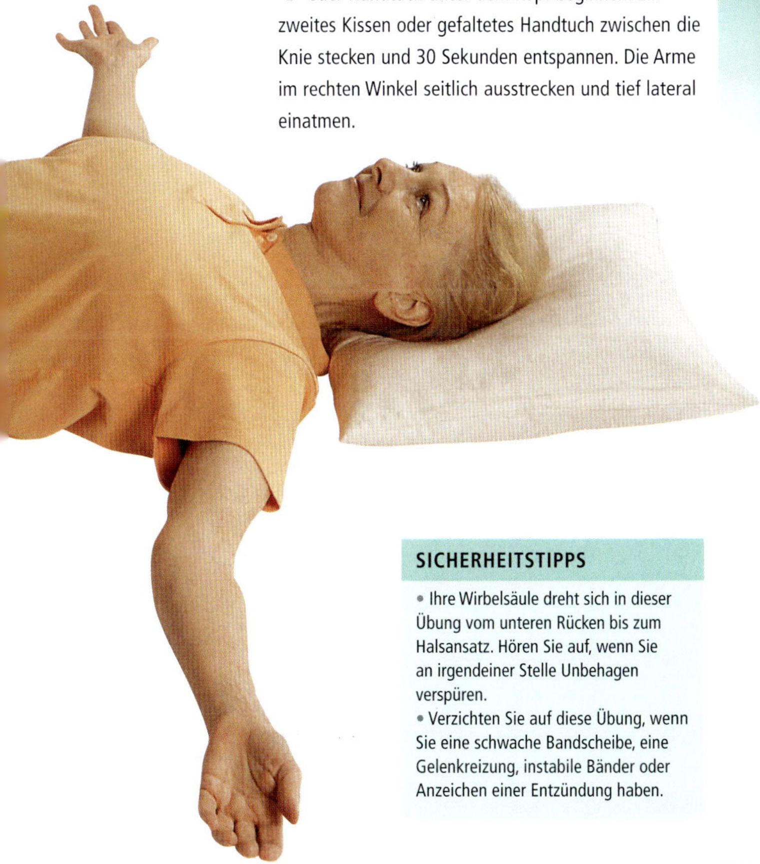

SICHERHEITSTIPPS

- Ihre Wirbelsäule dreht sich in dieser Übung vom unteren Rücken bis zum Halsansatz. Hören Sie auf, wenn Sie an irgendeiner Stelle Unbehagen verspüren.
- Verzichten Sie auf diese Übung, wenn Sie eine schwache Bandscheibe, eine Gelenkreizung, instabile Bänder oder Anzeichen einer Entzündung haben.

2 Mit der Ausatmung die Bauchmuskeln leicht anspannen und den Beckenboden heben. Den Körper nach links drehen, dabei gleichzeitig die rechte Hand auf die linke legen, die Knie sanft zu Boden sinken lassen und den Kopf drehen. Der Körper liegt nun auf der Seite, die Knie sind gebeugt und die Arme vor dem Körper auf Schulterhöhe ausgestreckt. Einatmen und entspannen.

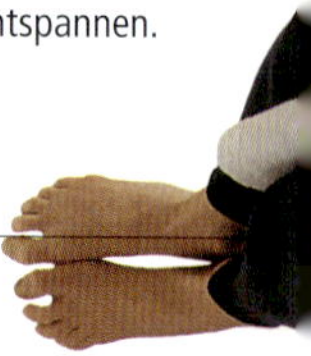

3 Mit der Einatmung die rechte Hand langsam hinter dem Körper zu Boden führen, dabei den Arm auf Schulterhöhe halten. Mit der Ausatmung den rechten Arm wieder zum linken zurückführen. 7- bis 10-mal wiederholen. In die Entspannungsposition zurückkehren und die Übung auf der anderen Seite wiederholen.

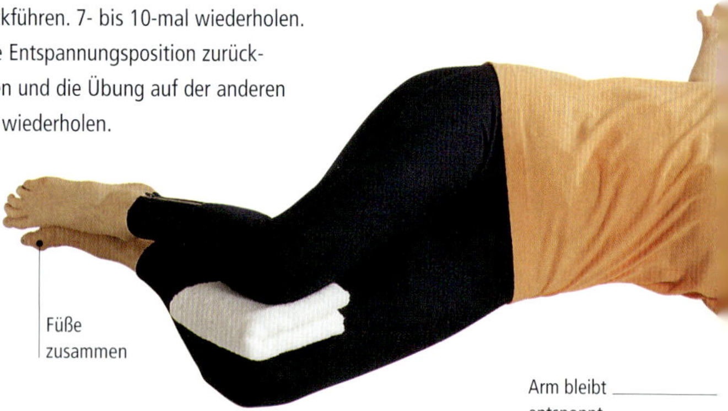

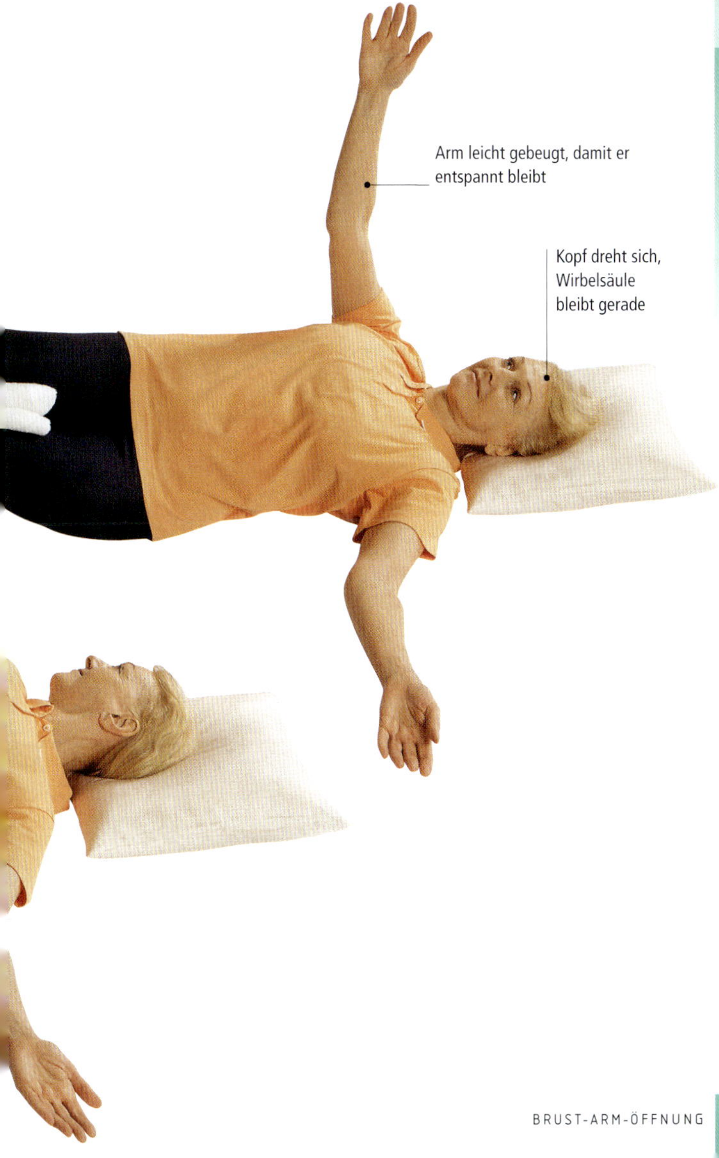
Arm leicht gebeugt, damit er entspannt bleibt
Kopf dreht sich, Wirbelsäule bleibt gerade

SCHULTERDEHNUNG

Ziel: Stabilität und Kontrolle verbessern und Spannungen im Oberkörper lösen. Diese Übung stärkt die Wahrnehmung von Bewegungen im Oberkörper und um die Schulterblätter, die eine wichtige Rolle bei der Stabilisierung spielen. Sie lernen, die Arme korrekt zu bewegen und die Schultern dabei entspannt zu lassen.

AUSRÜSTUNG: gefaltetes Handtuch oder kleines Kissen zum Unterlegen unter den Hinterkopf

1 In der Entspannungsposition beginnen. Beide Arme heben, die Handflächen einander zugewandt und die Ellbogen leicht gebeugt. Das Becken in die neutrale Position bringen und durch Einziehen der Bauchmuskeln zur Wirbelsäule und Heben des Beckenbodens stabilisieren. Zur Vorbereitung der entspannten Bewegung tief in den Rücken und die unteren Rippen atmen.

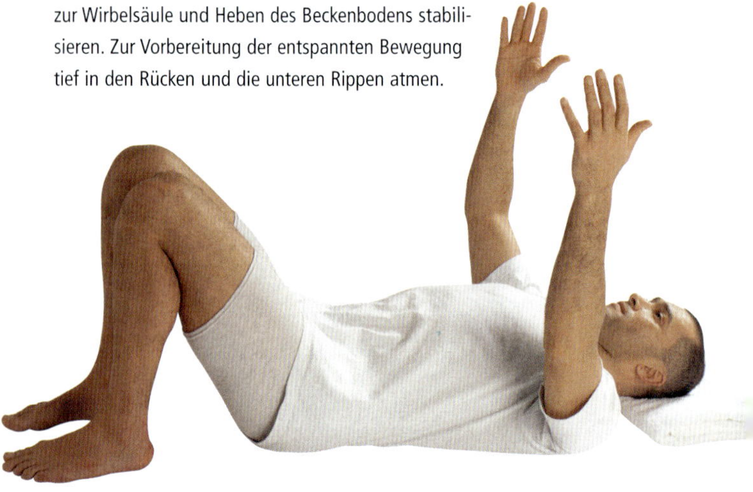

2 Mit der Ausatmung die Arme nach oben strecken, dabei die Schultern so weit wie möglich entspannen und die Arme leicht gebeugt halten. Die Schulterblätter schieben sich dabei nach außen, was den Druck in den Schultern verringert. Mit der Einatmung in die Ausgangsposition zurückkehren. Die Dehnung 7- bis 10-mal wiederholen.

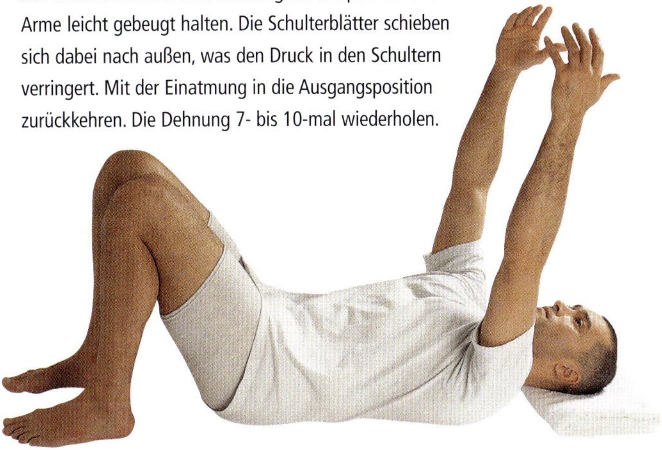

SICHERHEITSTIPPS

Wenn Sie in der Vergangenheit Probleme mit der Schulter hatten, insbesondere wenn sie einmal ausgekugelt war oder zunehmend instabil ist, oder Sie ein wiederkehrendes oder schmerzhaftes Knacken vernehmen, dann sollten Sie Rücksprache mit einem Arzt halten.

ACHTUNG

Wichtig ist die neutrale Beckenposition, um ein Hohlkreuz zu vermeiden. Hier sind außerdem die Arme angespannt, wodurch sich die Schultern verspannen und den Körper aus seiner Ausrichtung ziehen.

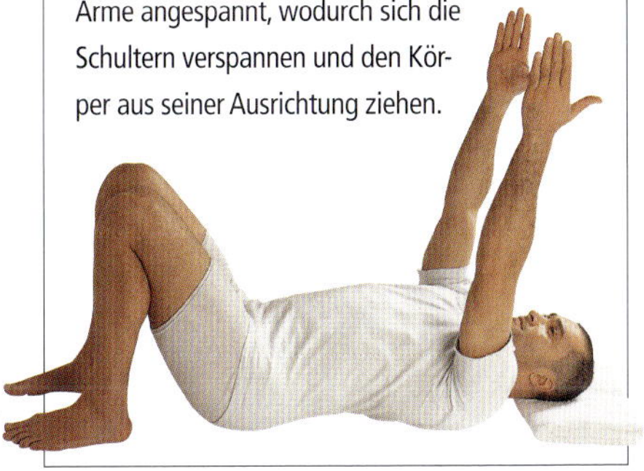

SCHULTERSTRECKUNG MIT GEKREUZTEN ARMEN

Ziel: die Entspannung in der Schulterdehnung verstärken. Wie die vorige Übung trainiert auch diese Technik die Bewegung der Arme, ohne die Schultern zu verspannen und die Muskeln um die Schulterblätter zu verkürzen. Mit der Zeit und etwas Übung erhöht diese Bewegung die Mobilität von Schultern und oberem Rücken.

AUSRÜSTUNG: gefaltetes Handtuch oder kleines Kissen zum Unterlegen unter den Hinterkopf

SICHERHEITSTIPPS

Wenn Sie in der Vergangenheit Probleme mit der Schulter hatten, insbesondere wenn sie einmal ausgekugelt war oder zunehmend instabil ist, sollten Sie sich vorher fachkundig beraten lassen.

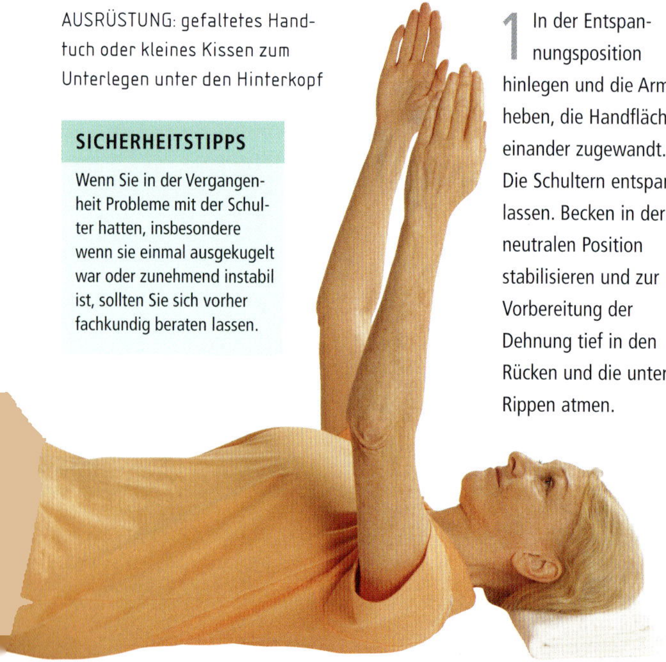

1 In der Entspannungsposition hinlegen und die Arme heben, die Handflächen einander zugewandt. Die Schultern entspannt lassen. Becken in der neutralen Position stabilisieren und zur Vorbereitung der Dehnung tief in den Rücken und die unteren Rippen atmen.

2 Mit der Ausatmung Bauchmuskeln und Beckenboden anspannen. Weiter ausatmen, den linken Arm über den rechten kreuzen (den rechten Arm stillhalten). Gleichzeitig den Kopf nach links drehen. Einatmen und die Position halten. Mit der Ausatmung den Kopf in die Ausgangsposition zurückdrehen und die Arme wieder so ausrichten, dass die Handflächen einander zugewandt sind. 7- bis 10-mal wiederholen.

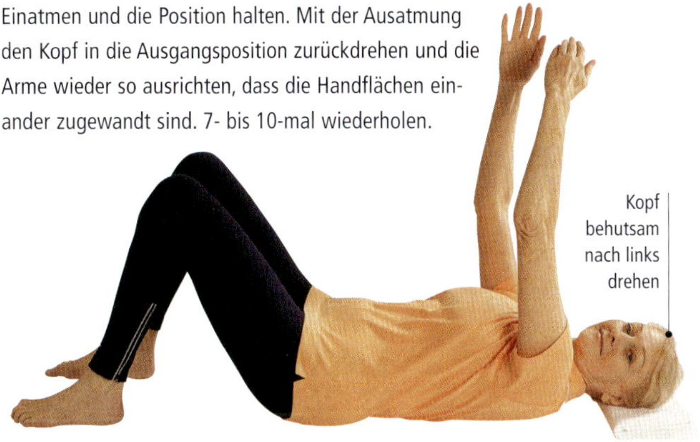

3 Die Übung auf der anderen Seite wiederholen, diesmal den rechten Arm über den linken kreuzen und den Kopf nach rechts drehen. Erneut 7- bis 10-mal wiederholen. Nach der letzten Wiederholung die Arme mit der Ausatmung langsam wieder zu Boden sinken lassen.

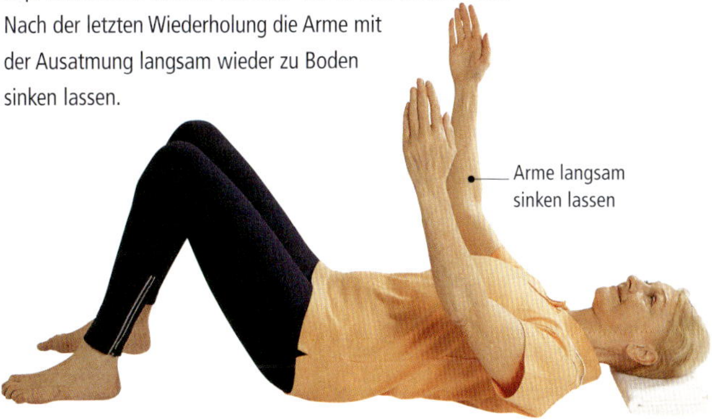

ABROLLEN

Ziel: die Bewegung der einzelnen Wirbel verbessern und die Spannung in den Rückenmuskeln lösen. Wenn die einzelnen Wirbelgelenke steif sind, trägt das letzte Gelenk einen Großteil der Belastung durch die Bewegung. Das kann eine Überdehnung der Bänder verursachen, die oft zu Rückenschmerzen führt.

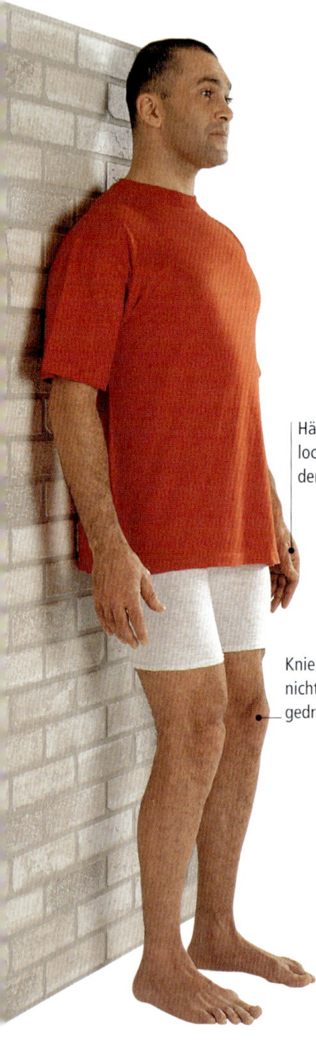

1 In einer entspannten Stehposition hinstellen, den Rücken flach an eine stabile Wand gelehnt und die Füße so weit davon entfernt, dass die Beine parallel zur Wand stehen. Füße hüftbreit auseinander hinstellen, parallel und die Zehen nach vorn, Knie entspannt. Wenn möglich, die Schultern zur Wand bringen – wenn das schwierig ist, die Position nicht erzwingen, sondern die Schultern so nahe wie möglich zur Wand bringen.

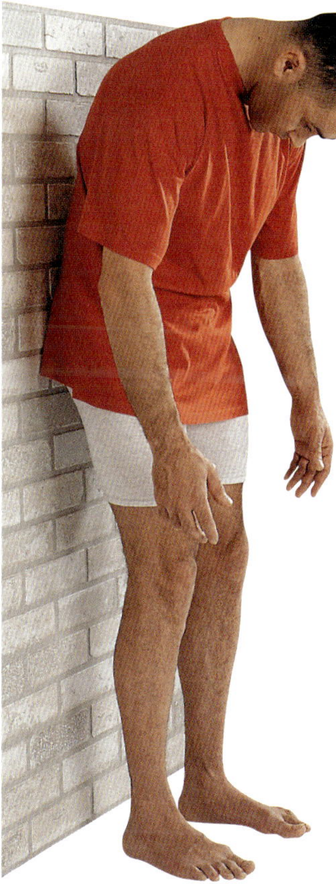

2 In den Rücken und die unteren Rippen atmen. In der Ausatmung die unteren Bauchmuskeln und Beckenbodenmuskeln aktivieren. Gleichzeitig das Kinn in Richtung Hals schieben. Die Arme hängen lassen und nach vorn beugen. Weiter ausatmen und Wirbel für Wirbel abrollen, die Hände dabei in Richtung Boden sinken lassen.

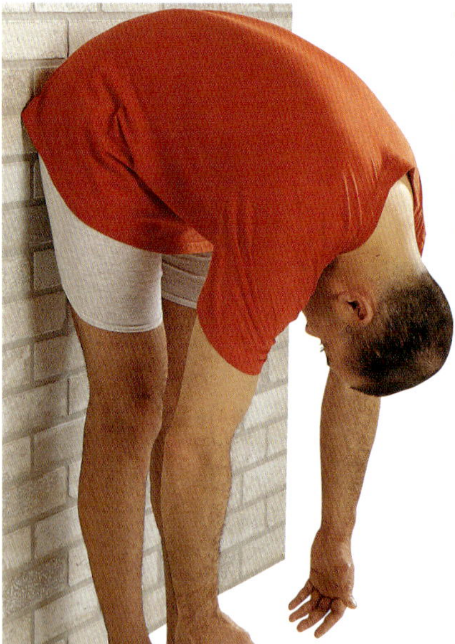

3 Bis zu dem Punkt abrollen, an dem sich die Bewegung einerseits noch angenehm anfühlt und andererseits auch noch kontrollieren lässt. An diesem Punkt mit der Einatmung beginnen und langsam und vorsichtig wieder aufrollen, dabei den Muskeltonus in Bauch und Beckenboden beibehalten. Nach Erreichen der aufrechten Position einige Sekunden warten, bis die Orientierung zurückkehrt.
7- bis 10-mal wiederholen.

SICHERHEITSTIPPS

- Führen Sie diese Beugung nicht ruckartig aus, sondern rollen Sie die Wirbelsäule langsam und fließend ab und wieder auf.
- Beim ersten Mal verspüren Sie vielleicht ein Schwindelgefühl. Falls der Schwindel nicht bald nachlässt, nachdem Sie wieder aufrecht stehen, konsultieren Sie einen Arzt und lassen Sie Ihren Blutdruck überprüfen. Er könnte zu hoch oder zu niedrig sein.
- Bei jedem Kribbeln in Gesicht, Armen oder Füßen sollten Sie einen fachkundigen Therapeuten konsultieren.
- Ein Knacken in der Beugung rührt wahrscheinlich vom nachlassenden Druck auf die Gelenke her. Ist das Knacken jedoch schmerzhaft, suchen Sie einen Therapeuten auf.

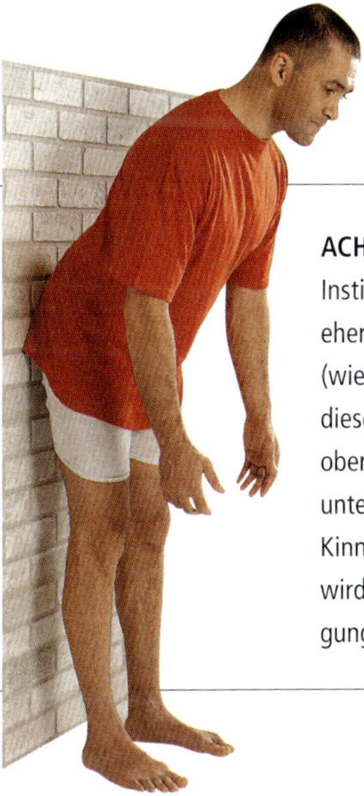

ACHTUNG

Instinktiv würden Sie vielleicht eher in der Hüfte abknicken (wie auf diesem Bild), aber in dieser Übung rollen Sie vom oberen Rückenansatz nach unten ab. Wenn Sie zuerst das Kinn entspannt sinken lassen, wird es leichter, die Rollbewegung korrekt einzuleiten.

DREHUNG IM UNTEREN RÜCKEN

Ziel: Drehbeweglichkeit der Lendenwirbelsäule erhöhen und die Taillenmuskeln stärken. Diese Übung zeigt, wie man die Wirbelsäule dreht und dabei das Körperzentrum in der stabilen Lage hält, außerdem trainiert sie die Kontrolle der neutralen Beckenposition. Mit der Zeit erhöht sie die Beweglichkeit des Rückens, wovon Sie sowohl im Alltag als auch bei anderen Übungen profitieren.

AUSRÜSTUNG: gefaltetes Handtuch oder kleines Kissen

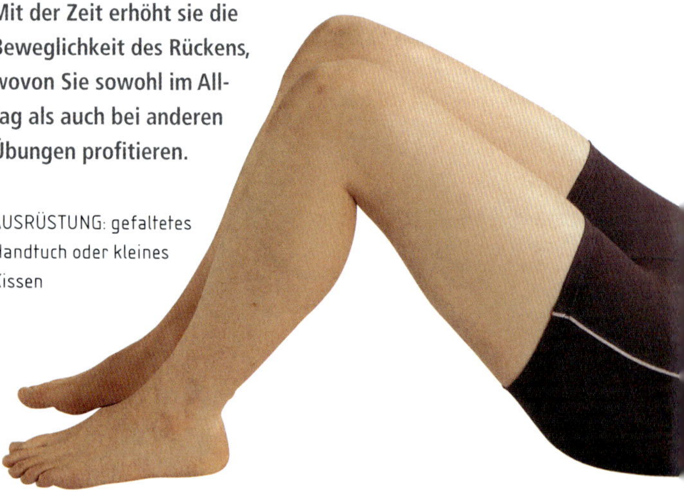

SICHERHEITSTIPPS

- Die Bewegungen müssen sehr langsam ausgeführt werden. Nicht überdehnen. Auch eine Bewegung von nur einigen Zentimetern wirkt sich auf den ganzen Körper aus.
- Kleinere Rückenverspannungen und Bandscheibenreizungen werden durch diese Übung verschlimmert. In diesem Fall nicht machen!

1 In der Entspannungsposition hinlegen und die Arme im 90-Grad-Winkel seitlich ausstrecken, die Handflächen zeigen nach oben. Becken in neutrale Position bringen und Bauchmuskeln und Beckenboden anspannen. Tief lateral einatmen.

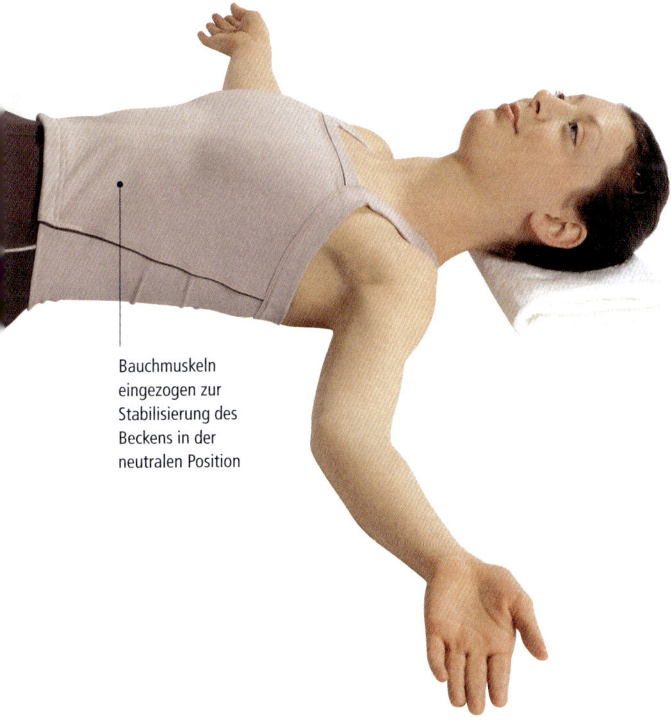

2 Mit der Ausatmung den Kopf nach links drehen und die Beine langsam nach rechts fallen lassen. Dabei den Rücken möglichst nicht durchbiegen und die Knie nur so weit sinken lassen, wie es angenehm ist.

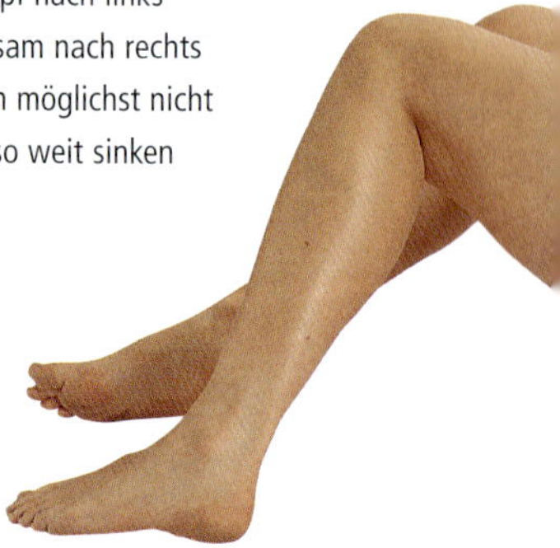

3 Mit der Ausatmung den Kopf nach rechts drehen und die Knie nach links fallen lassen. Mit der Einatmung in die Ausgangsposition zurückkehren, um den Durchgang zu beenden. Die Übung 7- bis 10-mal wiederholen.

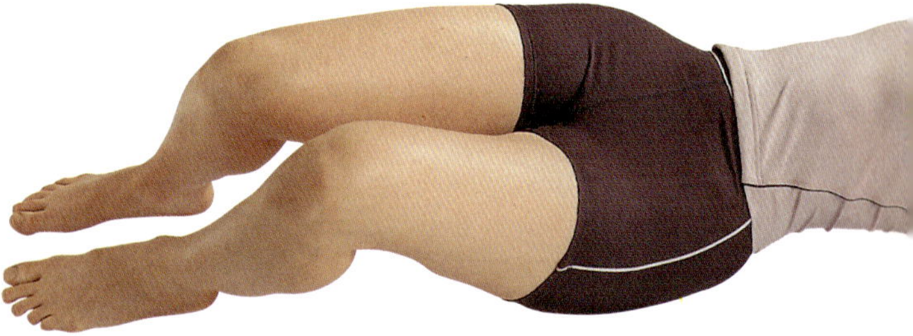

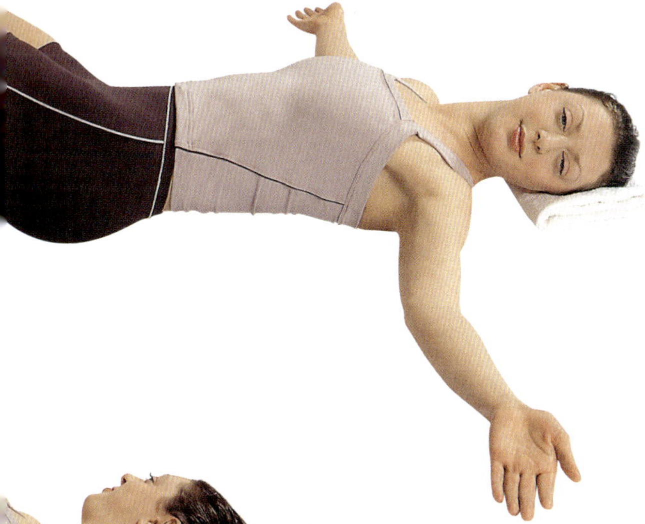

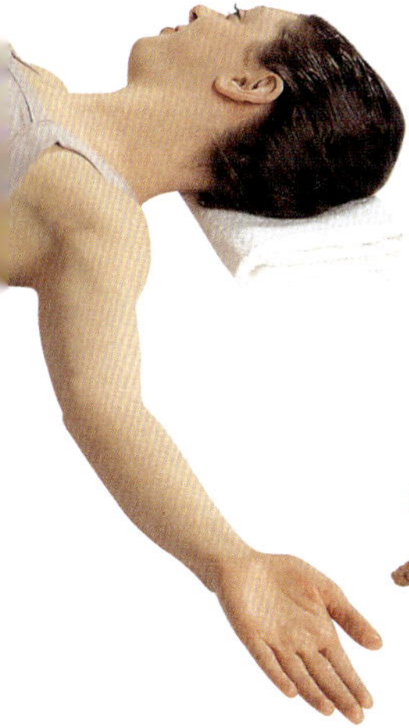

ACHTUNG

Die Knie nur so weit fallen lassen, wie sie es von selbst tun. Werden sie zu weit bewegt, bildet sich ein Hohlkreuz und das Becken ist nicht mehr in seiner neutralen Position.

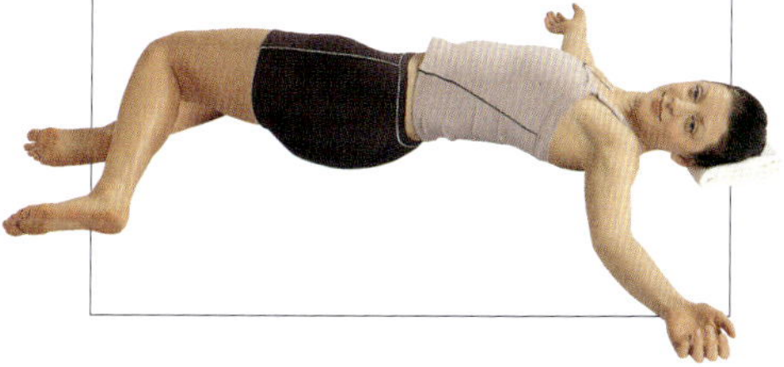

RÜCKENDREHUNG

Ziel: Drehbeweglichkeit der Wirbelsäule über ihre gesamte Länge verbessern. Wie die vorige Übung fördert diese Technik die Beweglichkeit und Sie lernen, in der Drehung das Becken in der neutralen Position und den Körper in der korrekten Ausrichtung zu halten.

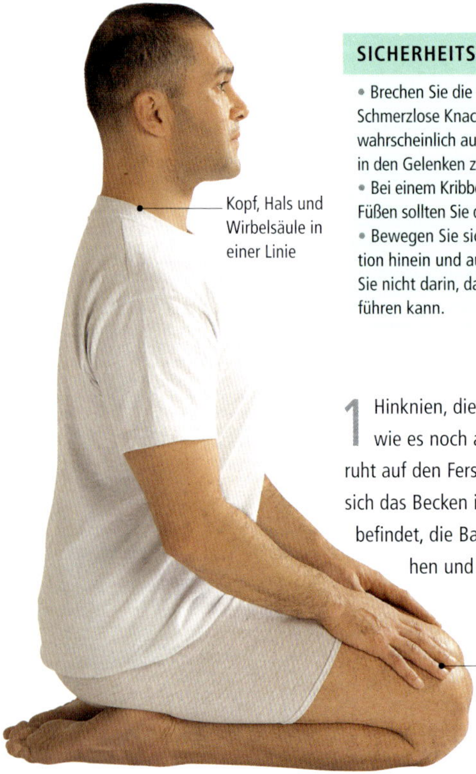

SICHERHEITSTIPPS

- Brechen Sie die Übung bei Schmerzen ab. Schmerzlose Knackgeräusche sind höchstwahrscheinlich auf den nachlassenden Druck in den Gelenken zurückzuführen.
- Bei einem Kribbeln in Gesicht, Händen oder Füßen sollten Sie die Übung abbrechen.
- Bewegen Sie sich fließend in die Endposition hinein und aus ihr heraus und verharren Sie nicht darin, da dies zu Verkrampfungen führen kann.

1 Hinknien, die Knie so eng zusammen, wie es noch angenehm ist, das Gesäß ruht auf den Fersen. Darauf achten, dass sich das Becken in der neutralen Position befindet, die Bauchmuskeln sanft einziehen und den Beckenboden heben.

2 Mit der Einatmung langsam nach rechts drehen und gleichzeitig die rechte Hand hinter den Rücken legen und die linke auf den Oberschenkel. Weiterdrehen, bis eine leichte Spannung zu spüren ist, dann anhalten – Sie müssen dabei nicht unbedingt über die Schulter sehen können. Mit der Ausatmung in die Ausgangsposition zurückkehren.

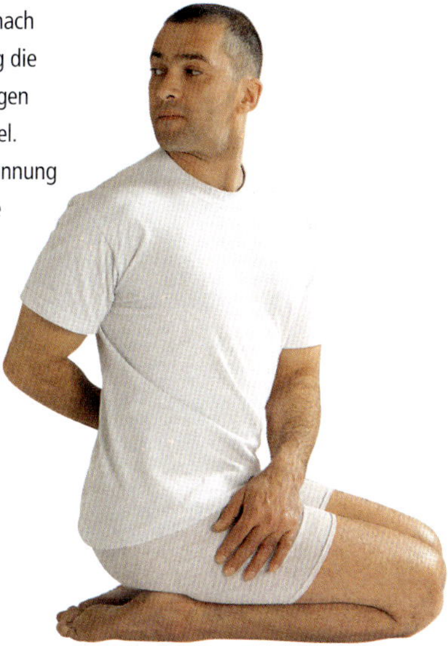

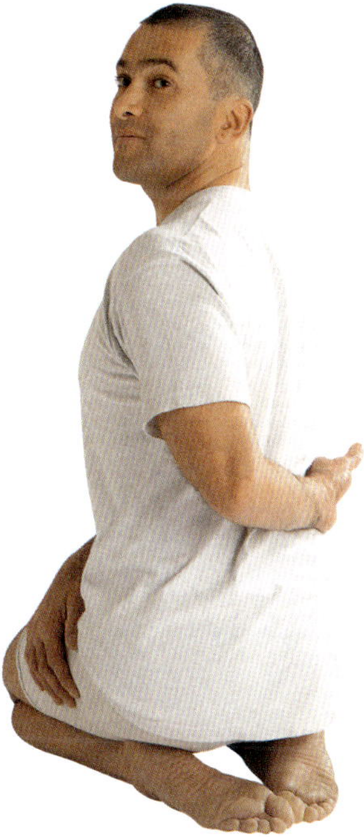

3 Mit der nächsten Einatmung nach links drehen, dabei die linke Hand hinter den Rücken legen und die rechte Hand auf den linken Oberschenkel. Wieder drehen, bis eine Spannung spürbar wird, dann mit der Ausatmung langsam aus der Drehung gehen. Damit ist ein Durchgang beendet. Die Übung 7- bis 10-mal mit langsamen, entspannten Bewegungen wiederholen.

OBERSCHENKEL- UND HÜFTDEHNUNG

Ziel: die Quadrizeps-Muskeln (im vorderen Oberschenkel) dehnen und verlängern. Diese Übung öffnet die Vorderseite der Hüfte, während gleichzeitig das Knie desselben Beins sanft gebeugt wird. Die kontrollierte Arbeit mit beiden Gelenken bewirkt eine gefahrlose, effektive Dehnung und ist eine gute Übung für die Kontrolle der Bauchmuskeln.

1 Auf die linke Seite legen, ein Kissen auf den linken Arm legen und den Kopf darauf betten, damit der Hals gerade und entspannt bleibt. Die geschlossenen Beine sind etwa im 90-Grad-Winkel gebeugt oder so weit, wie es bequem möglich ist. Den Rücken gerade halten, aber nicht blockieren, die Bauchmuskeln sanft in Richtung Wirbelsäule ziehen und den Beckenboden heben. Tief lateral einatmen.

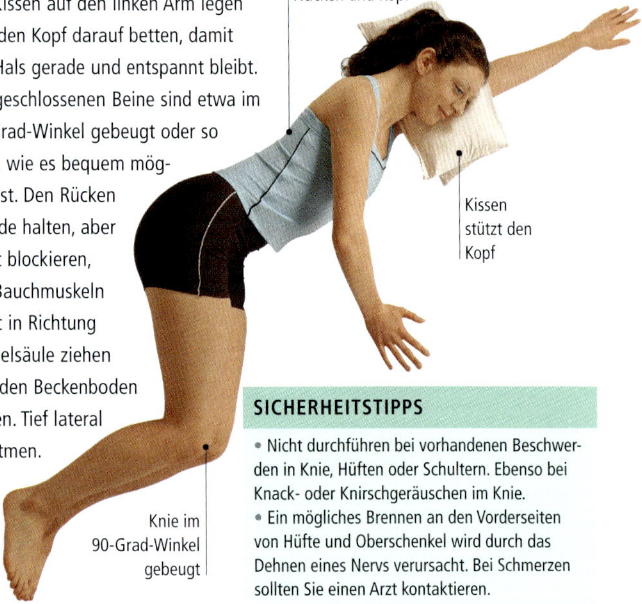

SICHERHEITSTIPPS

- Nicht durchführen bei vorhandenen Beschwerden in Knie, Hüften oder Schultern. Ebenso bei Knack- oder Knirschgeräuschen im Knie.
- Ein mögliches Brennen an den Vorderseiten von Hüfte und Oberschenkel wird durch das Dehnen eines Nervs verursacht. Bei Schmerzen sollten Sie einen Arzt kontaktieren.

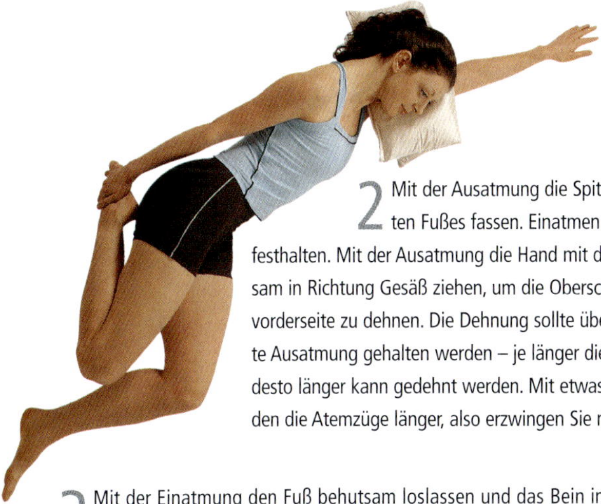

2 Mit der Ausatmung die Spitze des rechten Fußes fassen. Einatmen und den Fuß festhalten. Mit der Ausatmung die Hand mit dem Fuß langsam in Richtung Gesäß ziehen, um die Oberschenkelvorderseite zu dehnen. Die Dehnung sollte über die gesamte Ausatmung gehalten werden – je länger die Ausatmung, desto länger kann gedehnt werden. Mit etwas Übung werden die Atemzüge länger, also erzwingen Sie nichts.

3 Mit der Einatmung den Fuß behutsam loslassen und das Bein in die Ausgangsposition zurückbringen. Langsam auf die rechte Seite rollen und das Kissen wieder so hinlegen, dass der Hals gestützt wird. Darauf achten, dass die Ausrichtung korrekt ist und die Bauchmuskeln unter Kontrolle bleiben. Nun die Übung mit dem linken Bein ausführen. Damit ist ein Durchgang beendet. Die Übung 7- bis 10-mal wiederholen.

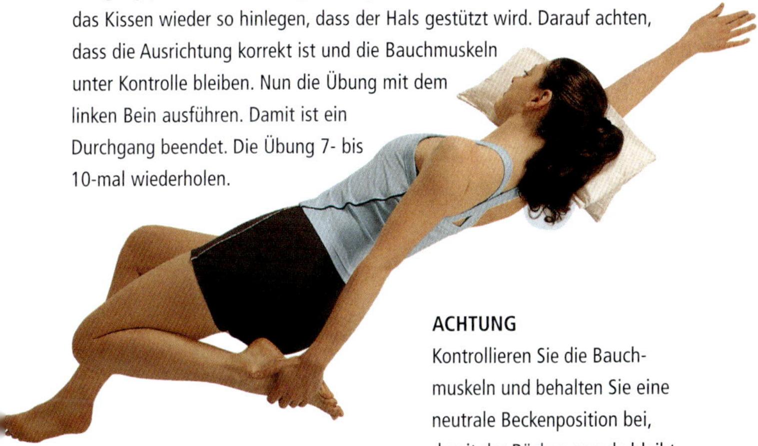

ACHTUNG

Kontrollieren Sie die Bauchmuskeln und behalten Sie eine neutrale Beckenposition bei, damit der Rücken gerade bleibt.

OBERSCHENKELSTÄRKUNG MIT WADENDEHNUNG

Ziel: die hinteren Oberschenkel- und Wadenmuskeln verlängern, die Achillessehne dehnen und den Quadrizeps stärken. Da die Wirbelsäule von der Wand gestützt wird, eignet sich diese Übung gut für einen schwachen Rücken oder bei leichten Rückenbeschwerden.

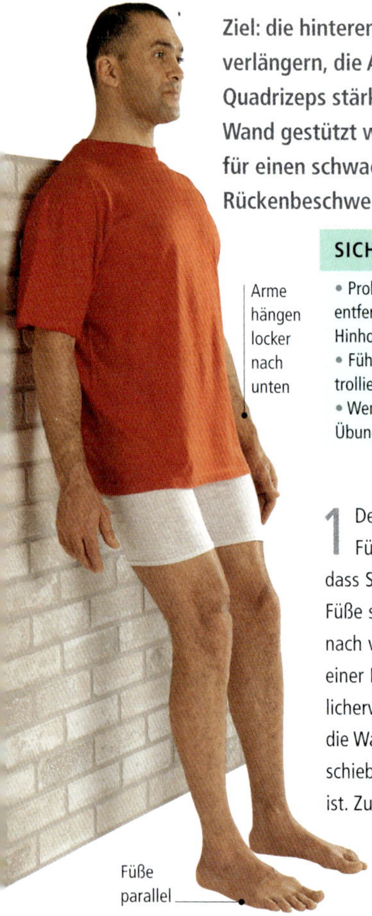

SICHERHEITSTIPPS

- Probieren Sie aus, wie weit die Füße von der Wand entfernt sein müssen. Die Knie dürfen sich beim Hinhocken nicht vor den Knöcheln befinden.
- Führen Sie die Gleitbewegung fließend und kontrolliert durch, sonst können Sie sich verletzen.
- Wenn Sie Schmerzen verspüren, brechen Sie die Übung ab und lassen Sie sich beraten.

1 Den Rücken an eine Wand lehnen und die Füße so weit entfernt davon aufstellen, dass Sie sich bequem hinhocken können. Die Füße stehen hüftbreit auseinander, zeigen nach vorn und sind parallel. Hals und Kopf in einer Linie mit der Wirbelsäule halten – möglicherweise berührt der Hinterkopf dabei nicht die Wand. Die Schultern so nah an die Wand schieben, wie es ohne Anstrengung möglich ist. Zur Vorbereitung auf die entspannte Bewegung tief in den Rücken und die Seiten des unteren Brustkorbs atmen.

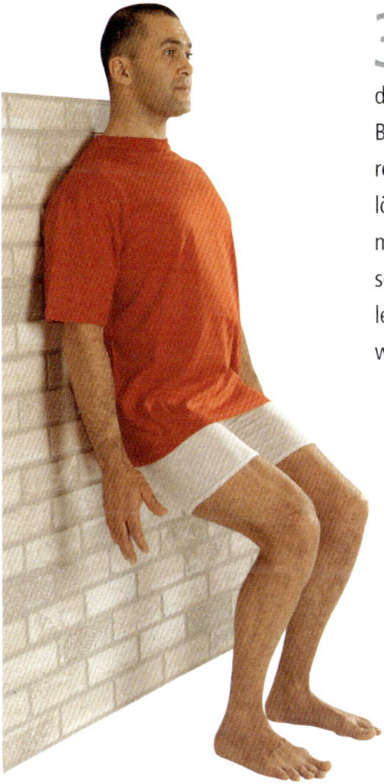

2 Mit der Ausatmung die Bauchmuskeln einziehen und den Beckenboden heben. Weiter ausatmen und 20 bis 30 cm an der Wand hinuntergleiten oder bis eine angenehme Spannung spürbar wird. Die Knie bleiben über den Knöcheln, um das Verletzungsrisiko zu verringern. Im fortgeschrittenen Stadium können Sie hinunterrutschen, bis sich die Oberschenkel in der Waagerechten befinden. Beim Hinuntergleiten werden Achillessehnen und Wadenmuskeln weiter gedehnt. Stellen Sie sich nicht auf die Zehenspitzen, sondern lassen Sie die Fersen am Boden.

3 Mit der Einatmung langsam wieder an der Wand hochgleiten, dabei den Muskeltonus in Bauch und Beckenboden beibehalten. Ist die aufrechte Position erreicht, von der Wand lösen und einige Schritte auf der Stelle machen, um die Spannung in den Oberschenkeln zu lösen. Wieder an die Wand lehnen und die Übung 7- bis 10-mal wiederholen.

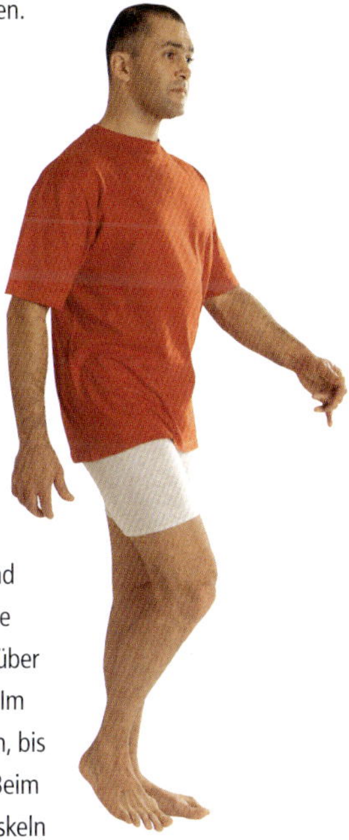

UNTEREN RÜCKEN ÖFFNEN UND BECKEN AUSRICHTEN

Ziel: Spannung im unteren Rücken reduzieren und das Becken besser ausrichten. Das Zusammendrücken der Oberschenkel verringert die Spannung in Hüften und Rücken. Außerdem verbessert es den Muskeltonus der Adduktoren, die an der Innenseite des Beins bis zum Schambein verlaufen. Die Übung bringt diese Muskeln ins Gleichgewicht, die das Becken mit der Zeit in die richtige Ausrichtung ziehen.

AUSRÜSTUNG: zwei gefaltete Handtücher oder kleine Kissen

1 In der Entspannungsposition beginnen, unter dem Kopf ein Kissen, damit der Hals gerade und entspannt bleibt. Die Arme liegen bequem seitlich neben dem Körper. Zu Beginn tief in den Rücken und die Seiten des unteren Brustkorbs atmen. Die Bauchmuskeln sanft zur Wirbelsäule ziehen und den Muskeltonus des Beckenbodens durch leichtes Anheben der Muskeln erhöhen.

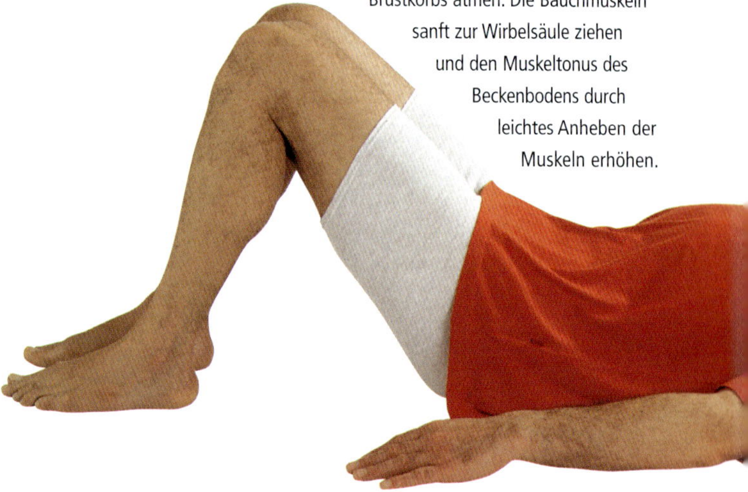

2 Ein Kissen zwischen die Knie stecken. Mit der Ausatmung die Knie behutsam zusammendrücken. Dabei auf die mögliche Anspannung anderer Körperregionen wie Hals, Brust, unterer Rücken und Gesäß achten. Versuchen, eine entspannte Position und eine korrekte Ausrichtung zu halten. Einatmen und ein paar Sekunden entspannen. Damit ist ein Durchgang beendet. Die Übung 7- bis 10-mal wiederholen.

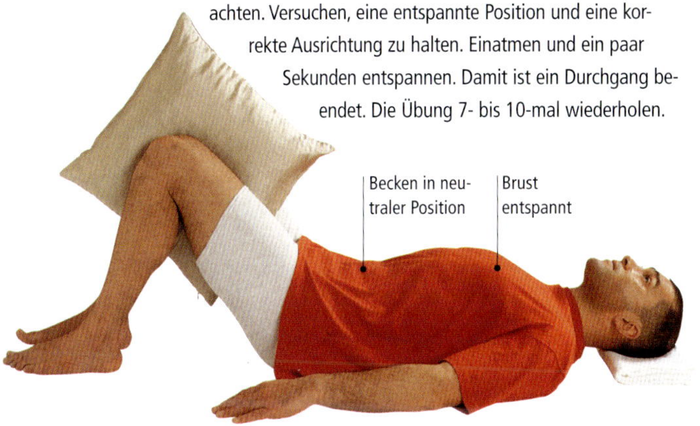

ACHTUNG

Beim Ausatmen nicht die Hüften anspannen oder vom Boden heben. Halten Sie das Becken in der neutralen Position.

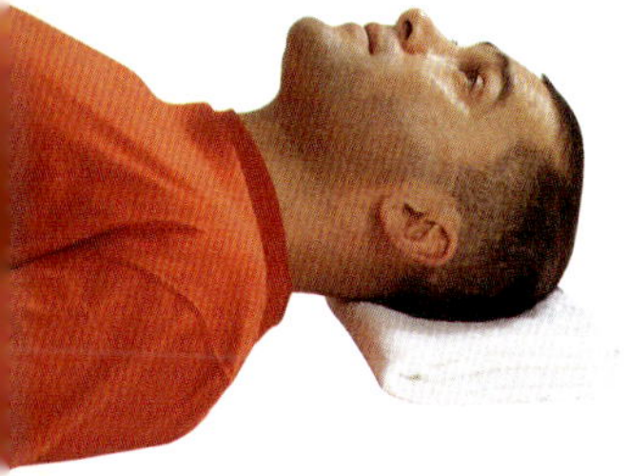

SICHERHEITSTIPPS

- Sollten Sie vor Kurzem eine Leistenverletzung erlitten haben, halten Sie erst Rücksprache mit Ihrem Arzt.
- Dies gilt auch, wenn Schmerzen oder immer wieder Knackgeräusche in der Mitte des Schambeins auftreten.
- Führen Sie diese Übung nicht zur Rehabilitation aus, sofern sie Ihnen nicht von einem fachkundigen Therapeuten empfohlen wurde.

KNÖCHELDEHNUNG

Ziel: passive Dehnung der Bänder und Sehnen um den Fußknöchel. Wie auch die nächste Übung erhöht diese Technik mit Zeit und etwas Übung die Beweglichkeit der Knöchel. Außerdem verbessert sie den Tonus der Wadenmuskeln. Da sie sich auf einem Stuhl durchführen lässt, können Sie sie jederzeit machen, beispielsweise in einer Arbeitspause.

AUSRÜSTUNG: Stuhl, Kissen oder Handtuch

SICHERHEITSTIPPS

- Sollten Sie verkürzte Hüftmuskeln haben, spüren Sie eventuell ein Kribbeln im Fuß. Probieren Sie in diesem Fall die Übung auf einem Stuhl.
- Bei einem lauten oder schmerzhaften Knacken brechen Sie die Übung ab und lassen Sie sich beraten.

1 Auf den Boden setzen – nach Belieben ein Kissen oder ein gefaltetes Handtuch unter das Gesäß schieben – und die Beine vor dem Körper ausstrecken. Das rechte über das linke Bein schlagen und den rechten Knöchel auf dem linken Oberschenkel ablegen.

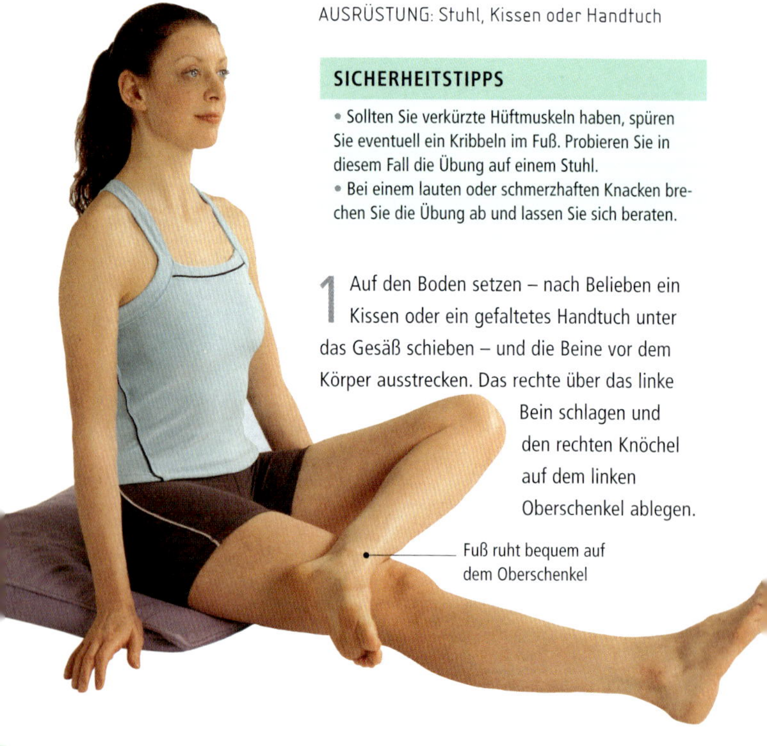

2 Den Fuß sanft, aber fest mit der rechten Hand direkt über dem rechten Knöchel festhalten. Die linke Handfläche an die Sohle des rechten Fußes legen und mit dem Daumen den Ansatz des großen Zehs festhalten. So ist der Fuß stabil gestützt.

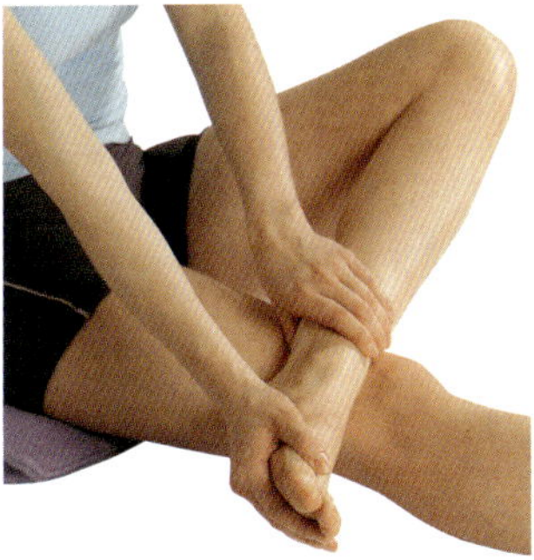

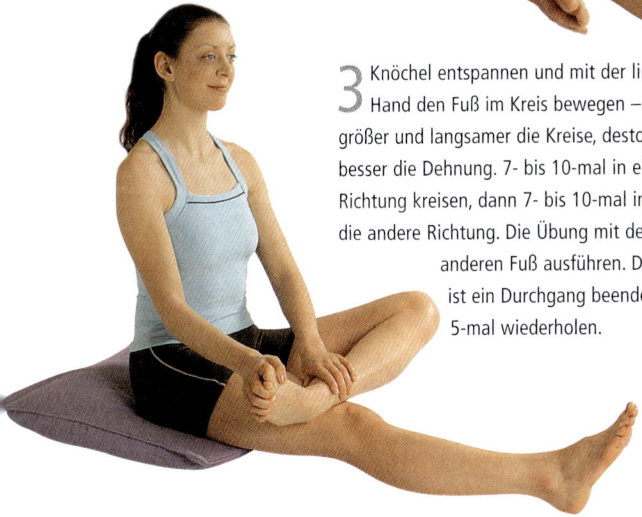

3 Knöchel entspannen und mit der linken Hand den Fuß im Kreis bewegen – je größer und langsamer die Kreise, desto besser die Dehnung. 7- bis 10-mal in eine Richtung kreisen, dann 7- bis 10-mal in die andere Richtung. Die Übung mit dem anderen Fuß ausführen. Damit ist ein Durchgang beendet. 5-mal wiederholen.

VARIATION

Sie können diese Übung auch auf einem Stuhl durchführen. Achten Sie darauf, eine neutrale Beckenposition beizubehalten.

KNÖCHELKREISEN

Ziel: Wadenmuskeln stärken, Kontrolle über die Fußknöchel sowie ihre Beweglichkeit verbessern. Diese Übung tut gut nach einem langen Tag, vor allem, wenn Sie viel gestanden haben oder gelaufen sind. Sie verbessert den Abtransport von Flüssigkeit aus den Knöcheln und reduziert damit Schwellungen. Zusätzlich kann sie Schmerzen oder das Hervortreten von Krampfadern lindern.

Bewegung 1

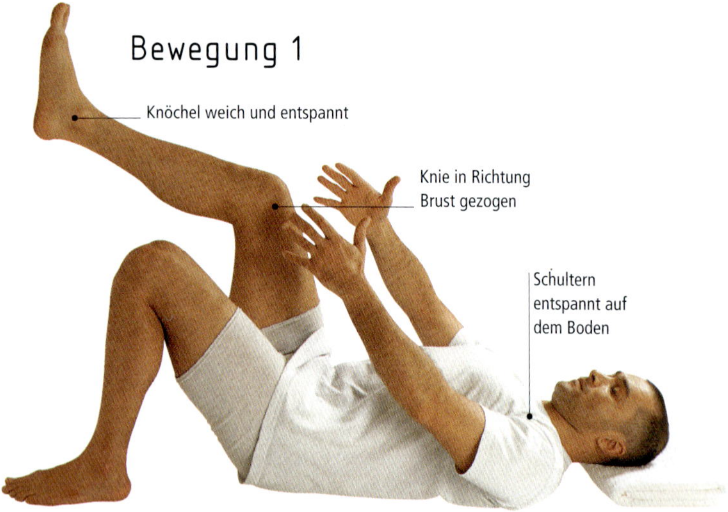

1 In der Entspannungsposition beginnen. Mit der Ausatmung Bauchmuskeln und Beckenboden aktivieren, das rechte Knie in Richtung Brust bewegen und den Oberschenkel direkt über dem Knie mit beiden Händen umfassen. Die Hände können dabei übereinanderliegen oder verschränkt sein. Darauf achten, dass der Kopf auf dem Boden und das Becken in der neutralen Position bleibt.

SICHERHEITSTIPPS

- Wenn Sie während dieser Übung Schmerzen in den Gelenken oder ein Knacken spüren, sollten Sie medizinischen Rat einholen.
- Diese beiden Übungen sind nicht zur Rehabilitation geeignet, sofern Sie dazu nicht vorher medizinisch beraten wurden.

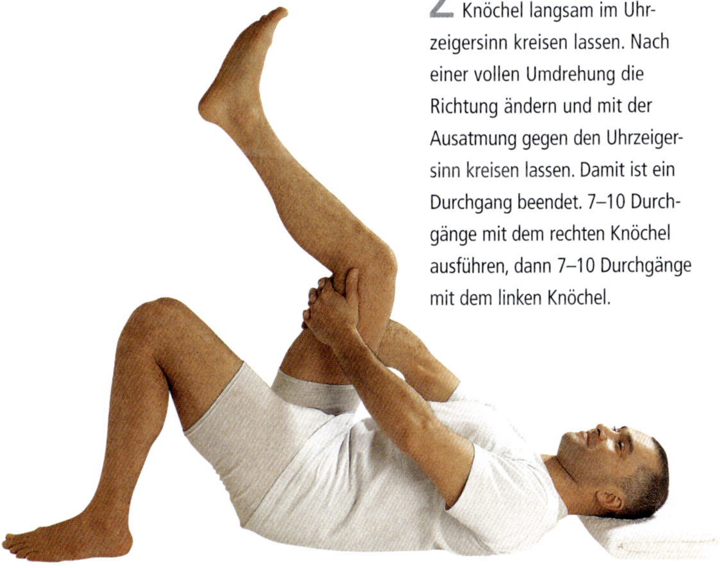

2 Mit der Einatmung den Knöchel langsam im Uhrzeigersinn kreisen lassen. Nach einer vollen Umdrehung die Richtung ändern und mit der Ausatmung gegen den Uhrzeigersinn kreisen lassen. Damit ist ein Durchgang beendet. 7–10 Durchgänge mit dem rechten Knöchel ausführen, dann 7–10 Durchgänge mit dem linken Knöchel.

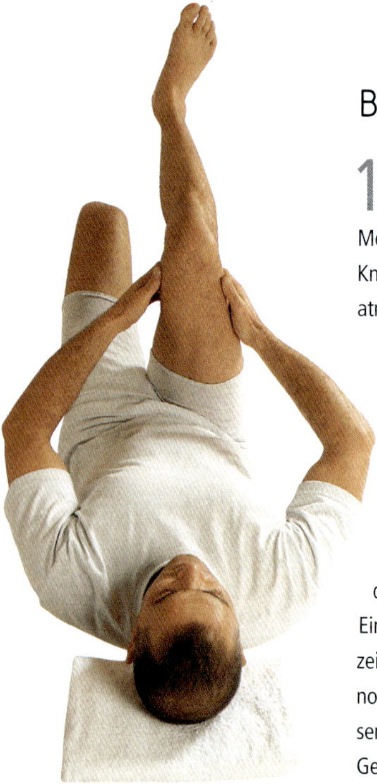

Bewegung 2

1 Diese Bewegung ähnelt stark der Bewegung 1 und bietet eine weitere Möglichkeit, die Beweglichkeit der Knöchel zu verbessern. Tief lateral einatmen und den rechten Knöchel im Uhrzeigersinn kreisen lassen. Mit der Ausatmung einen weiteren Kreis im Uhrzeigersinn anschließen. Damit ist ein Durchgang im Uhrzeigersinn abgeschlossen. 7- bis 10-mal wiederholen. Bewegungsrichtung ändern, jedoch weiter mit dem rechten Knöchel arbeiten. Mit der Einatmung den Knöchel gegen den Uhrzeigersinn bewegen, mit der Ausatmung noch einmal in derselben Richtung kreisen lassen. Damit ist ein Durchgang im Gegenuhrzeigersinn abgeschlossen. 7- bis 10-mal wiederholen. Den Knöchel wechseln und beide Durchgänge mit dem linken Knöchel wiederholen.

REGISTER